疾病预防控制队伍
工作效能促进研究

石学峰　郭　岩　聂瀚林　等/著

中国环境出版集团·北京

图书在版编目（CIP）数据

疾病预防控制队伍工作效能促进研究 / 石学峰等著.
北京：中国环境出版集团，2025. 3. -- ISBN 978-7
-5111-6195-6

Ⅰ. R199.2

中国国家版本馆 CIP 数据核字第 2025G33N21 号

责任编辑　侯华华
封面设计　宋　瑞

出版发行　中国环境出版集团
　　　　　（100062　北京市东城区广渠门内大街 16 号）
　　　　　网　　址：http://www.cesp.com.cn
　　　　　电子邮箱：bjgl@cesp.com.cn
　　　　　联系电话：010-67112765（编辑管理部）
　　　　　发行热线：010-67125803，010-67113405（传真）
印　　刷　玖龙（天津）印刷有限公司
经　　销　各地新华书店
版　　次　2025 年 3 月第 1 版
印　　次　2025 年 3 月第 1 次印刷
开　　本　787×1092　1/16
印　　张　16.25
字　　数　270 千字
定　　价　113.00 元

中国环境出版集团郑重承诺：
中国环境出版集团合作的印刷单位、材料单位均具有中国环境标志产品认证。

共同著者名单

主要著者

石学峰（北京中医药大学）

郭　岩（中国疾病预防控制中心）

聂瀚林（北京中医药大学）

其他著者

陈思思（北京京煤集团总医院）

韩翠然（中国医学科学院阜外医院）

妥泽贵（宁夏医科大学总医院）

陈　浩（中国疾病预防控制中心）

黄烈雨（中国疾病预防控制中心）

严　豪（北京中医药大学）

胡寒旭（山西开放大学）

赵伟菡（深圳市龙岗区第二人民医院）

陈亦萱（北京中医药大学）

王雨晨（北京中医药大学）

致谢单位：

中国疾病预防控制中心

江苏省疾病预防控制中心

山东省疾病预防控制中心

湖北省疾病预防控制中心

江西省疾病预防控制中心

贵州省疾病预防控制中心

四川省疾病预防控制中心

前　言

　　疾病预防控制中心是中国公共卫生服务体系的重要组成部分，分为国家级、省级、地市级与区县级四个层级。党的"十八大"以来，中国多举措完善疾病预防控制体系，目前已成功构建了全球最大、横向到边、纵向到底的疾病和健康危险因素监测网络。四级疾病预防控制体系人员队伍的稳定性、工作积极性与主动性，是影响公共卫生服务质量和效率的关键。但是，由于突发传染性疾病、重大慢性疾病和健康危害因素的复杂性，以及中国公共卫生资源的相对缺乏，长期以来各级疾病预防控制中心人员工作强度较大，特别是新型冠状病毒的全球大流行，加重了各级疾病预防控制中心人员的负担，也对其工作能力、工作方法、工作技巧提出了新的考验。一方面，疾病预防控制中心人员长期以来面临巨大的工作压力；另一方面，疾病预防控制中心存在工资水平低、社会认可度不高等现象，导致工作人员容易出现职业倦怠、队伍不稳定、工作效能无法充分释放等问题。在疾病预防控制体系改革的进程中，由于各级疾病预防控制中心人员对政策的期待不同，其工作积极性可能会受到不同程度的影响。在此背景下，为了稳定疾病预防控制队伍，提高疾病预防控制队伍的工作积极性，需要深入了解各级疾病预防控制中心人员的工作需求、工作偏好及影响因素，并有针对性地提出稳定疾病预防控制队伍，提高疾病预防控制队伍工作积极性的激励机制，充分激发疾病预防控制队伍的工作动力，推动疾病预防控制队伍整体工作能力提质增效。

本研究的主要数据来自于中国各级疾病预防控制中心，覆盖了中国疾病预防控制中心、6 个省级疾病预防控制中心、40 个地（市）级疾病预防控制中心和 196 个区（县）级疾病预防控制中心。本书的主要内容分为 6 章。第 1 章，阐述了本研究的背景和设计方案。第 2 章，概述了受访者的社会人口学特征。第 3 章，介绍了中国各级疾病预防控制中心人员的工作现状及满意度状况，并就工作满意度的各子维度进行了亚组分析。第 4 章，分析了中国各级疾病预防控制中心人员工作积极性的影响因素，建立了工作积极性影响因素的统计模型。第 5 章，基于离散选择实验的方法，对四级疾病预防控制中心人员的工作偏好进行研究，探讨了提升各级疾病预防控制中心人员工作积极性的激励机制。第 6 章，提出了提升疾病预防控制队伍工作效能的政策建议。此外，本书还介绍了离散选择实验方法的实验设计、操作步骤和分析要点。

　　本书适用于关注卫生管理领域激励机制研究的各级卫生行政部门管理人员、教学研究人员和学生。对于想要使用离散选择实验开展相关研究的学者也有学习和参考价值。

　　从课题设计、数据调查、统计建模到编撰成稿的全过程中，课题组全体成员均深度参与并作出了重要贡献。参与研究的各省调查联络员及数据质控组成员对研究数据的收集和问卷的质量控制均作出了积极贡献。同时，对促成此书的各单位和专家们表示诚挚感谢。

　　尽管本书作者团队付出了许多精力和时间，但仍难免存有不足，敬请读者批评指正。

著　者

2024 年 9 月

目 录

第一章

导　论

1.1　研究背景与研究进展

1.1.1　研究背景

中国的疾病预防控制中心包括国家、省、地（市）、区（县）4 个层级，各级疾病预防控制中心构成了中国公共卫生服务的提供主体，承担着预防疾病发生、控制疾病蔓延、提供公共卫生技术性服务的重要职责。作为落实"预防为主"卫生健康工作方针的关键技术部门，各级疾病预防控制中心是"将健康融入所有政策"的指导和评估机构，是健康中国行动的重要实施者，是实现"健康中国 2030"目标的主力军。

做好疾病预防控制工作，需要具备完善的人力资源、财力资源和物力资源保障，其中人力资源是疾病预防控制服务提供最重要的保障性因素。人力资源的工作积极性与主动性，是影响疾病预防控制服务质量与效率的关键。但是，由于疾病问题的复杂性，以及我国公共卫生资源相对缺乏的现状，长期以来我国疾病预防控制人员工作强度较大，特别是新型冠状病毒（以下简称新冠病毒）的流行，加重了各级疾病预防控制中心工作人员的负担，同时对各级疾病预防控制中心工作人员的工作能力、工作方法、工作技巧提出了新的要求。疾病预防控制中心工作人员长期承受巨大工作压力的同时，也面临着工资水平低、社会认可度不高等问题，导致各级疾病预防控制中心的工作人员容易出现职业倦怠，从而引起疾病预防控制中心队伍不稳定、人才流失等问题，特别是在疾病预防控制体系改革的大背景下，由于各级疾病预防控制中心工作人员对政策的期待不同，其工作积极性可能受不同程度的影响，工作效能难以充分释放。

在此背景下，为了稳定疾病预防控制队伍，提高疾病预防控制队伍工作积极性，促进工作效能的有效提升，需要深入了解各级疾病预防控制中心工作人员的需求、偏好及影响工作效能释放的关键因素，并有针对性地形成激发疾病预防控制队伍工作积极性激励机制。

1.1.2　国内外研究进展

1.1.2.1　国内研究进展

（1）国内对疾病预防控制中心人员现状、工作需求、工作积极性及影响因素的研究较多，研究结论多为人力资源分配不均衡、人员职业素质不高、职业倦怠明显、人才流失严重等。

吴琼文倩等通过查阅文献和统计年鉴等资料，对 2010—2018 年全国疾病预防控制中心人力资源在总体人数、专业人员构成、年龄构成、人员工作年限和专业技术构成等方面进行纵向分析，并与同期卫生人员、医院人员的相关数据进行横向比较。研究显示，2010—2018 年全国疾病预防控制中心人员减少了 3.91%，卫生专业技术人员减少了 4.65%，25～44 岁群体人数减少了 22.27%，工作 10～19 年的工作人员减少了 32.70%，研究生学历和本科学历人数分别增加了 117.81%和52.28%。研究结果表明，当前疾病预防控制中心人才队伍人员总量不足，结构不合理，学历水平有所提升，高层次人才缺乏，业务骨干流失严重。相较医疗机构人才总数和质量不断提升的现状，疾病预防控制中心亟须进一步加强政策支持和人才综合培养，改善和优化人才结构和配置，全面提升疾病预防控制中心人才素质。

蔡源益等采用明尼苏达满意度问卷对疾病预防控制中心工作人员在取消三项收费后对薪酬水平的满意度进行调查，发现疾病预防控制中心工作人员对工作满意度的总体评分不高，其中，"收入与工作量成正比"这一问题得分最低，在 5分的标准分中满意度评分均值为 2.7 分，说明个人收入水平与工作量负担的联动机制不健全是疾病预防控制中心工作人员不满意的重要原因。此外，省级疾病预防控制中心工作人员的满意度评分均低于地（市）级、区（县）级疾病预防控制中心的满意度评分，说明在 2017 年取消三项收费后，疾病预防控制中心工作人员的薪酬水平和他们的期望之间仍然存在差距。

史盈等调查了山东省某市区疾病预防控制中心工作人员的工作积极性，发现影响区级疾病预防控制中心工作人员工作积极性的因素是职称、培训情况等，并得出以下结论：如果改善工作环境、提高工作的硬件条件、加大政府对疾病预防控制工作的投入、提高薪酬待遇，能够提高疾病预防控制中心工作人员的工作积极性。

李慧等对村卫生室、乡镇卫生院、县疾病预防控制机构、社区卫生服务机构所有在岗医生、护士、公共卫生人员进行问卷调查。发现公共卫生人员除了看重经济收入和福利等经济激励因素外，对工作条件、职业发展状况、公众认可与尊重等非经济激励因素也非常重视。

（2）新冠病毒的流行，对疾病预防控制中心人员队伍的稳定性和工作效率提出了新的挑战，疾病预防控制中心人员的工作需求更加多元化。

邱倩文等于 2020 年 2—3 月，采用便利抽样和滚雪球抽样，线上调查了 403 名疾病预防控制中心工作人员在新冠病毒流行期间的工作状况及心理情况，发现在疫情防控期间，疾病预防控制中心人员承担着多项重要的工作，如流行病学调查、资料整理、科普宣传及实验室检测等，76.9%的工作人员每天工作时长超过 8 h，职业情绪耗竭检出率为 44.7%。与非流行病学调查员相比，流行病学调查员接触确诊患者、疑似病例、密切接触者，其工作压力、日均工作时长及职业情绪耗竭程度均较大，非常希望改善目前的工作状况。

黄明月等调查发现，新冠疫情防控期间，疾病预防控制中心 96.9%的工作人员需要加班，其中，每周加班时长超过 20 个小时的人占 48.6%，在这样高强度的工作下，有 21.9%的工作人员出现了焦虑症状，有 34.4%的工作人员出现了抑郁症状。

新冠疫情给疾病预防控制中心工作人员的工作量、工作内容、工作形式都带来了巨大的影响，大部分疾病预防控制中心工作人员在高压的工作状态下，不能得到对应的薪酬待遇，情绪消耗巨大，职业压力明显，这对疾病预防控制的队伍稳定和疾病预防控制体系的正常运作带来了巨大的挑战。

（3）国内已有使用离散选择实验（DCE）研究人员工作偏好的例子，但是使用领域多在医疗领域，针对疾病预防控制领域的较少，且研究存在一定局限性。

离散选择实验作为国际上新兴的卫生技术人员工作意愿测量方法，可综合研究多种影响因素之间的权衡，对卫生技术人员工作意愿进行定量测量。该方法在卫生领域应用前景广泛，除卫生人力资源研究外，也能广泛应用于医疗保险参保意愿、卫生服务需求等多领域的研究。

目前，离散选择实验在我国卫生领域的应用以估计医务人员和患者偏好为主。患者偏好研究主要涉及患者对治疗方式的选择和疫苗接种等方面。在医务人员偏好方面，国内大部分研究集中在工作偏好测量，其中更侧重于对基层医疗机构人员的研究，这可能与基层医务人员相对匮乏和流失严重，以及基层人员数据信息容易获得、研究容易开展等有关。如闫镝等应用离散选择实验设计问卷，抽取山东、安徽、陕西 3 省共 238 名乡镇卫生院医生进行问卷调查，应用条件 Logit 回归分析医生工作偏好。发现乡镇卫生院医生关注的工作属性依次为收入水平、子女教育条件、编制、工作地点、培训机会和晋升年限；月收入提高至 8 000 元可将乡镇卫生院医生的离职意愿由 35% 降至 8% 左右；提供好的子女教育条件和编制均可以将医生的离职意愿降至 5% 左右。张欢等基于离散选择实验的方法，抽取山东、安徽、陕西 3 省共 164 名乡镇卫生院护理人员进行问卷调查，利用条件 Logit 模型进行分析，发现对乡镇卫生院护理人员来说，最重要的工作属性是收入水平、子女教育条件和编制。但是，目前国内利用离散选择实验对卫生干预措施选择和基于人群偏好寻求最优干预策略的研究尚属罕见，将离散选择实验研究结果融入政府决策实践亟须加强。

在疾病预防控制领域，利用离散选择实验对疾病预防控制中心工作人员的工作偏好、需求、影响因素等方面进行研究较为经典的是宋奎勐、孟庆跃等于 2012 年进行的研究：调查 5 省（市）10 家县级疾病预防控制中心的 157 名工作人员，基于离散选择实验进行实验设计，利用混合 Logit 模型进行统计分析。发现县级疾病预防控制中心工作人员在进行工作选择时，不仅看重收入、福利等经济激励因素，其他如工作条件、公众认可与尊重等因素也同样重要。其研究提出，为了吸引卫生人员在基层工作，政策制定者需要切实改善基层和公共卫生人员的工资待遇，同时采取其他非经济激励措施，提高他们的工作积极性。但是，该系列研究开展的年代较远，为 2012—2015 年，现已无法回答新形势下疾病预防控制中心人员队伍的稳定和发展问题。另外，该项研究主要聚焦基层公共卫生机构，未对国家级、省级、地（市）级和区（县）级等四级疾病预防控制中心进行全面分析。

1.1.2.2 国外研究现状

国外针对疾病预防控制工作人员的离散选择实验研究较少，研究对象多为医生、护士或即将面临择业的医学生。研究发现，经济因素和非经济因素对卫生服务人员的工作均有很大影响，有时非经济因素的影响甚至大于经济因素的影响。

Blaauw 等的研究发现，提高收入对于促使肯尼亚、南非和泰国的卫生服务人员选择到农村工作非常重要，不过收入的提高要足够多才行，同时获得培训和职业发展的机会都是非常有力的非经济激励措施。Scott 的研究发现，非经济的工作属性，尤其是正常工作时间以外服务的多少，对英国全科医生的工作选择影响很大。Mangham 和 Hanson 发现，在纳入研究的工作属性中，马拉维的护士对缩短职称评定所需要的年限最为偏好，其次为提供基本住房和提高收入。Penn-Kekana 等在南非的研究发现，护士对良好的机构管理和完善的设备配备的偏好甚至高于对收入提高 15% 的偏好。不同的卫生服务人员工作偏好存在差别，提示政策制定者应针对政策目标人群有针对性地制定政策。Bronwyn 等通过对美国注册护士的一项离散选择实验和混合 Logit 模型评估了护士在农村和城市的就业偏好。Mandeville 等采用离散选择实验对马拉维医生在毕业之后接受专业培训的偏好及激励机制开展研究，认为卫生决策者可以利用这些偏好提高医生的留任率。McAuliffe 等为了解影响中低收入国家的产科护理卫生技术人员的留任率，对马拉维、莫桑比克和坦桑尼亚 3 个东非国家产科护理卫生技术人员的工作偏好及激励机制进行了研究。

总体来说，中国的各级疾病预防控制中心仍然面临着人力资源不足、工作人员工作压力大、职业倦怠状况较明显、工作积极性不高、离职意愿强等问题，这些问题亟待解决。要解决以上问题，首先要对疾病预防控制中心的人员的工作偏好进行深入分析，进而提出促进疾病预防控制队伍稳定的政策建议。近年来，离散选择模型被广泛应用于卫生领域的工作偏好研究中。在卫生领域，在患者对医疗方案偏好的研究、医生对于医疗方案的偏好研究、卫生人力资源选择偏好及激励机制的研究中均有利用离散选择实验开展研究的范例。宋奎猛等运用离散选择实验，对县级疾病预防控制中心工作人员的工作偏好进行了分析，并提出了提高县级疾病预防控制中心工作人员工作积极性的具体策略，具有极其重要的政策价值，该研究主要聚焦基层公共卫生机构。当前新形势下，已有众多研究开始关注疾病预防控制队伍稳定性和工作积极性，但是，尚无对国家级、省级、地（市）级和区（县）级等四级疾病预防控制中心进行全面分析的研究。国际上离散选择实验方法多应用于医疗行业，缺少延伸至疾病预防控制中心工作人员的研究。

鉴于此，本研究拟采用离散选择实验，对国家级、省级、地（市）级和区（县）级等四级疾病预防控制中心工作人员的工作偏好开展研究，进而探讨各级疾病预防控制中心的工作激励机制，为提高各级疾病预防控制中心工作人员的工作积极性，充分释放疾病预防控制队伍的工作效能提供政策建议。

1.2 研究目的与内容

1.2.1 研究目的

本研究的总体目标是，调查研究各级疾病预防控制中心工作人员工作积极性的影响因素，分析各级疾病预防控制中心工作人员的工作现状及满意度状况，基于离散选择实验对各级疾病预防控制中心工作人员的工作偏好进行研究，进而探讨各级疾病预防控制中心工作人员激励机制，为提升疾病预防控制中心工作人员的工作效能提供政策建议。具体目标是：①调查分析各级疾病预防控制中心工作人员工作积极性的影响因素；②调查分析各级疾病预防控制中心工作人员的工作现状及满意度状况；③基于离散选择实验分析各级疾病预防控制中心工作人员的工作偏好；④提出稳定疾病预防控制中心人员队伍、促进疾病预防控制队伍工作效能提升的政策建议。

1.2.2 研究内容

1.2.2.1 分析影响疾病预防控制中心工作人员工作积极性的因素

初步分析影响国家级、省级、地（市）级和区（县）级等四级疾病预防控制中心工作人员工作积极性的因素，将影响因素进行排序；同时，采用单因素分析与多因素分析相结合的方法，分析各因素的重要性差异，为有针对性提出改进各级疾病预防控制中心工作人员工作积极性的建议提供数据支撑。

1.2.2.2 分析疾病预防控制中心人员队伍工作现状

调查分析不同层级疾病预防控制中心工作人员的收入水平现状、福利水平现状、工作和生活便利情况、硬件设施情况、培训情况、职业发展机会状况、同事关系状况、公众尊重程度状况、管理制度状况、对疾病预防控制体系改革的关注程度、工作强度状况、新冠疫情防控占用的工作时间状况、总体工作量状况、工作满意度状况等，为改善各级疾病预防控制中心工作人员的工作生活条件提供科学建议。

1.2.2.3 基于离散选择实验的疾病预防控制中心工作人员工作偏好研究

（1）疾病预防控制中心工作人员工作偏好的属性及属性水平研究

确定疾病预防控制中心工作人员工作偏好的属性及属性水平是离散选择实验的第一项工作任务。本研究拟采用文献研究与专家法相结合的方法，确定影响疾病预防控制中心工作人员进行工作选择的属性及水平。根据已有研究结果，收入水平、福利水平、编制、工作量、公众认可与尊重、个人职业发展机会和培训机会等因素，是影响疾病预防控制中心工作人员工作偏好的重要属性。

（2）基于高效正交设计的疾病预防控制中心工作偏好的属性及属性水平的选择集研究

根据确定的疾病预防控制中心工作人员工作选择偏好属性和水平，实施正交实验设计，设计出虚拟的工作偏好属性轮廓模型，同时将不同的虚拟技术轮廓归为同一组，供研究对象对比和选择。一般来说，如果影响公共卫生工作选择偏好的属性有 N 个，每个属性有 m 个水平，则合计的选择轮廓为 $N×m$ 个。为提高研究效率，减轻研究对象的实验负担，本研究结合专家咨询的意见，依据影响因素之间相互独立且各因素不同水平进入问卷的概率相等的原则，采用 STATA 软件编程确定最终的疾病预防控制中心工作人员工作选择偏好正交实验设计轮廓。

（3）疾病预防控制中心工作人员工作偏好调查工具研制

根据研究确定的选择集，制定了 3 个版本的问卷。同时，纳入了疾病预防控制中心工作人员的性别、年龄、工作时长、专业分类、学历、收入水平等社会人口学特征调查，分析各社会人口学特征对工作选择偏好可能的影响。

（4）离散选择实验的实施

首先，开展预调查，完善调查流程，并形成科学化、标准化的实验规范。在北京市某区级疾病预防控制中心对 30 名工作人员进行预实验。预实验的主要目的在于完善、修正实验工具，规范实验流程，形成标准化的实验规范。

实验实施：拟根据经济水平好、中、差，选择中国疾病预防控制中心以及 6 个省（山东、江苏、湖北、江西、四川、贵州），18 个地（市），54 个区（县）开展调查。采用线上调查的方法，共调查 6 个省级疾病预防控制中心，40 个地（市）级疾病预防控制中心与 196 个区（县）级疾病预防控制中心，每个机构抽样调查50%的工作人员。另外，根据离散选择实验的最低要求，在中国疾病预防控制中心计划调查 100 名以上工作人员。

（5）构建疾病预防控制中心工作人员工作选择模型，分析激励机制对工作选择的影响

首先，对收集的数据进行清洗，保证数据质量。随后，分别采用混合 Logit 模型与条件 Logit 模型构建疾病预防控制中心工作人员工作选择偏好模型，并通过分析主要参数的结果，探讨各级疾病预防控制中心工作人员的工作选择偏好，重点分析激励机制对选择偏好的影响，探索适合各级疾病预防控制中心工作人员的工作激励机制。

1.3　研究方法

1.3.1　文献法

以"疾病预防控制机构""疾病预防控制中心""疾控机构""疾控中心""人力资源发展""人员激励""队伍发展""人员稳定""离散选择实验""离散选择模型"等为关键词和主题词，在 Web of Science 数据库、PubMed 数据库、中国知网期刊数据库、万方期刊数据库等数据库中检索 2000 年 1 月 1 日以来与本主题相关的研究文献，并借助 EndNote 进行文献的筛选和阅读工作，形成前期文献综述，为本研究实验提供文献支撑。

1.3.2　专家咨询法

将初步确定的影响研究对象工作偏好的属性及水平向专家进行咨询，专家组由卫生政策制定者、卫生经济学家、统计学家、疾病预防控制中心工作人员等 17 人组成。

1.3.3　问卷调查法

1.3.3.1　抽样

采用系统抽样与随机抽样相结合的方法。拟根据经济水平好、中、差，选择中国疾病预防控制中心以及 6 个省级疾病预防控制中心，40 个地（市）级疾病预防控制中心，196 个区（县）级疾病预防控制中心开展调查研究。调查采用线上调查的方法。

　　离散选择实验的最小样本量根据拇指法则进行确定，公式为：$N > 500 \times c / (t \times a)$。其中，$N$ 为样本量；500 为固定变量；c 为任意属性中最大的水平数；t 为每一问卷 DCE 问题的数量；a 为每个 DCE 问题包含的选项个数。假设本研究属性水平与课题组前期铺垫性研究（实际属性数量及层次需要在研究中确定）一致，则本研究中 $c=3$、$t=6$、$a=2$，最低样本量应是 125。本研究的预计样本和实际分析样本远远满足离散选择实验的最少样本量要求。

　　调查对象为各级疾病预防控制中心各级、各类工作人员，包括在编与非在编人员。基本调查要求为：①在中国疾病预防控制中心，至少随机调查 100 人；②每个省级疾病预防控制中心，至少随机调查 80 人；③每个地（市）级疾病预防控制中心，至少随机调查 50 人；④每个区（县）级疾病预防控制中心，至少随机调查 30 人。

1.3.3.2　调查方法

　　采取问卷星线上调查方式，为保证质量，要求各级疾病预防控制中心配备质量协调员，在调查之前向被调查者进行充分的问卷解读。

1.3.3.3　建立模型

　　分别采用条件 Logit 模型、混合 Logit 模型，计算支付意愿、相对重要性和政策模拟，分析各级疾病预防控制中心工作人员工作选择偏好。

1.3.3.4　质量控制

　　本研究采用的质量控制方法包括预调查与一致性检验。预调查也是一个重要的质量控制方法，由中国疾病预防控制中心协调开展预调查，以修订调查表，合理化调查流程（预调查数据仅作问卷修订参考使用，不纳入研究分析）。同时，在每个版本的问卷中都设立了 1 道一致性检验题目，凡是没有通过一致性检验的调查问卷，均不纳入分析。在调查过程中，每周进行一次调查情况反馈，包括各样本单位已填写的问卷总数以及合格数，保证调查进度，及时调整调查方案。

1.3.3.5　实际调查的机构数、人员数与有效样本数

　　本次调查包括中国疾病预防控制中心，6 个省级疾病预防控制中心，40 个地（市）级疾病预防控制中心，196 个区（县）级疾病预防控制中心。调查的总人数为 10 351 人，其中有效样本量为 8 772 份。各省份调查的机构数、各类机构人数情况见表 1-1。

表 1-1 调查与分析的样本量情况

		调查机构总数/个	调查人员总数/人	有效样本数/个
总计		243	10 351	8 772
中国疾病预防控制中心		1	869	778
省级		6	756	673
地（市）级		40	2 281	1 938
区（县）级		196	6 445	5 383
江苏省	合计	—	1 110	969
	省级	1	47	40
	地（市）级	7	372	324
	区（县）级	27	691	605
山东省	合计	—	1 665	1 387
	省级	1	90	83
	地（市）级	8	543	456
	区（县）级	27	1 032	848
湖北省	合计	—	761	620
	省级	1	94	80
	地（市）级	5	229	195
	区（县）级	17	438	345
江西省	合计	—	4 397	3 675
	省级	1	123	112
	地（市）级	11	730	614
	区（县）级	99	3 544	2 949
贵州省	合计	—	759	658
	省级	1	235	207
	地（市）级	3	181	162
	区（县）级	12	343	289
四川省	合计	—	790	685
	省级	1	167	151
	地（市）级	6	226	187
	区（县）级	14	397	347

第 — 2 — 章

调查对象基本情况

2.1　调查对象基本信息

调查对象的基本信息见表 2-1。共有 10 351 名疾病预防控制中心人员参与本次调查，8 772 人通过一致性检验。其中，男性 3 287 人（37.47%），女性 5 485 人（62.53%）；29 岁及以下、30～39 岁、40～49 岁和 50 岁及以上人员占比分别为 19.68%、31.99%、29.63%和 18.71%；已婚人数占比最高，达到 78.32%；调查对象合同类型以事业编制为主（86.97%）；行政职务级别以无行政级别为主（83.39%）；高级职称、中级职称、初级职称、无职称的占比分别为 20.39%、33.36%、29.13%、17.12%；从所属机构级别来看，中国疾病预防控制中心、省级、地（市）级、区（县）级疾病预防控制中心占比分别为 8.87%、7.67%、22.09%、61.37%；按地理位置与经济区域划分，调查对象在东部、中部、西部地区的占比分别为 29.47%、53.73%、16.80%。

表 2-1　调查对象的基本信息

基本信息		人数/人	占比/%
性别	男性	3 287	37.47
	女性	5 485	62.53
年龄	29 岁及以下	1 726	19.68
	30～39 岁	2 806	31.99
	40～49 岁	2 599	29.63
	50 岁及以上	1 641	18.71
婚姻状况	未婚	1 607	18.32
	已婚	6 870	78.32
	离异	265	3.02
	丧偶	30	0.34
合同类型	事业编制	7 629	86.97
	非事业编制	1 143	13.03
行政职务级别	处级/副处级及以上	89	1.01
	科级/副科级	800	9.12
	股级	568	6.48
	无行政级别	7 315	83.39

基本信息		人数/人	占比/%
职称	高级	1 789	20.39
	中级	2 926	33.36
	初级	2 555	29.13
	无职称	1 502	17.12
机构级别	中国疾病预防控制中心	778	8.87
	省级疾病预防控制中心	673	7.67
	地（市）级疾病预防控制中心	1 938	22.09
	区（县）级疾病预防控制中心	5 383	61.37
地区分布（中国疾病预防控制中心除外）	东部	2 356	29.47
	中部	4 295	53.73
	西部	1 343	16.80

注：由于四舍五入并保留小数点后两位，占比的数据修约后为100±0.01%。

2.2　调查对象受教育情况

　　调查对象的受教育情况见表 2-2。调查对象的最高文化程度集中在本科及以上，本科占比最多（56.13%）；最高学历专业大类排前 5 的分别为公共卫生与预防医学类、临床医学类、医学技术类、护理学类和管理学类，占比分别为32.38%、14.83%、13.79%、11.39%和7.74%。在最高学历专业大类选择"其他"的专业中，主要包括经济学类、法学类、工学类、化学类、计算机类等专业；近半数的（40.70%）调查对象接受过 5 年及以上的公共卫生类教育，58.70%的调查对象表示接受过学校正规公共卫生教育，其中，接受公共卫生教育的最高文化程度为本科的最多（51.25%），其次为硕士研究生（17.54%）。

表 2-2　调查对象的受教育情况

项目		人数/人	占比/%
最高文化程度	硕士及以上	1 630	18.58
	本科	4 924	56.13
	大专	1 691	19.28
	高中/中专及以下	527	6.01

项目		人数/人	占比/%
最高学历专业	基础医学类	208	2.37
	临床医学类	1 301	14.83
	公共卫生与预防医学类	2 840	32.38
	中医学类	87	0.99
	中西医结合类	68	0.78
	中药学类	42	0.48
	药学类	181	2.06
	医学技术类	1 210	13.79
	护理学类	999	11.39
	管理学类	679	7.74
	其他	1 157	13.19
接受公共卫生类受教育年限	不足 1 年	2 177	24.82
	1～2 年	938	10.69
	3～4 年	2 087	23.79
	5 年及以上	3 570	40.70
是否接受过正规公共卫生教育	是	5 149	58.70
	否	3 623	41.30
接受公共卫生教育的最高文化程度	博士研究生	144	2.80
	硕士研究生	903	17.54
	本科	2 639	51.25
	大专	885	17.19
	中专或其他	578	11.23

2.3　调查对象工作情况

调查对象的工作情况见表 2-3。工作年限为 4 年及以下、5～14 年、15～24 年、25 年及以上的调查对象占比分别为 16.46%、31.58%、21.97%、29.99%；在本疾病预防控制中心工作年限为 4 年及以下、5～9 年、10～19 年、20 年及以上的调查对象占比分别为 32.98%、16.63%、27.68%、22.71%；从调查对象在工作中承担的主要职责来看，占比由高到低依次为卫生检验、传染病预防控制、综合行政办公、五大卫生、免疫规划、非传染性疾病预防控制、后勤保障、其他、地方病与寄生虫病预防控制、健康教育与健康促进、业务管理与质量控制、突发公共卫生事件应急管理、信息与网络管理，占比分别为17.01%、16.70%、13.42%、12.67%、9.35%、5.41%、5.14%、4.66%、4.38%、4.12%、3.27%、2.30%、1.57%。从岗位类型来看，调查对象以卫生专技岗（80.71%）为主，其后依次为管理岗（9.04%）、工勤技能岗（5.77%）及其他（4.48%）。

表2-3　调查对象的工作情况

项目		人数/人	占比/%
工龄	4年及以下	1 444	16.46
	5～14年	2 770	31.58
	15～24年	1 927	21.97
	25年及以上	2 631	29.99
在本疾病预防控制中心工作年限	4年及以下	2 893	32.98
	5～9年	1 459	16.63
	10～19年	2 428	27.68
	20年及以上	1 992	22.71
主要职责	综合行政办公	1 177	13.42
	业务管理与质量控制	287	3.27
	传染病预防控制	1 465	16.70
	非传染性疾病预防控制	475	5.41
	地方病与寄生虫病预防控制	384	4.38
	健康教育与健康促进	361	4.12
	五大卫生	1 111	12.67
	免疫规划	820	9.35
	卫生检验	1 492	17.01
	信息与网络管理	138	1.57
	突发公共卫生事件应急管理	202	2.30
	后勤保障	451	5.14
	其他	409	4.66
岗位类型	卫生专技岗	7 080	80.71
	工勤技能岗	506	5.77
	管理岗	793	9.04
	其他	393	4.48

第 — 3 — 章
工作现状和工作满意度

3.1　收入水平分析

由表 3-1 可知，在疾病预防控制中心中，8 772 名被纳入分析的人员月收入中值为 5 933 元。

从机构级别来看，中国疾病预防控制中心、省级、地（市）级和区（县）级疾病预防控制中心工作人员的月收入中值分别为 7 995 元、8 000 元、6 500 元和 5 000 元，各级疾病预防控制中心工作人员月收入分布之间的差异具有显著统计学意义[①]。

从性别来看，疾病预防控制中心男性和女性工作人员的月收入中值分别为 6 000 元和 5 500 元，不同性别工作人员月收入分布之间的差异具有显著统计学意义。

从年龄来看，29 岁及以下、30～39 岁、40～49 岁和 50 岁及以上的疾病预防控制中心工作人员的月收入中值分别为 4 800 元、5 100 元、6 000 元和 7 000 元，不同年龄段工作人员月收入分布之间的差异具有显著统计学意义。

从合同类型来看，事业编制和非事业编制的疾病预防控制中心工作人员的月收入中值分别为 6 000 元和 3 500 元，在编和非在编人员月收入分布之间的差异具有显著统计学意义。

从职称来看，具有高级职称、中级职称和初级职称的疾病预防控制中心工作人员的月收入中值分别为 9 000 元、6 000 元和 5 000 元，无职称人员的月收入中值为 4 500 元，不同职称的工作人员月收入分布之间的差异具有显著统计学意义。

从最高文化程度来看，硕士及以上、本科、大专和高中/中专及以下学历的疾病预防控制中心工作人员的月收入中值分别为 8 000 元、5 500 元、5 000 元和 5 000 元，不同最高文化程度的工作人员月收入分布之间的差异具有显著统计学意义。

从工龄来看，工龄为 4 年及以下、5～14 年、15～24 年和 25 年及以上的疾病预防控制中心工作人员月收入中值分别为 5 000 元、5 000 元、6 000 元和 6 400 元，各工龄段工作人员月收入分布之间的差异具有显著统计学意义。

---

① $P<0.01$ 代表具有显著统计学意义。

表 3-1 总体收入水平分析

项目		中值（四分位数间距）/元	H	P
总体（有效问卷数：8 772 份）		5 933（4 400～7 547）	—	—
机构级别	中国疾病预防控制中心	7 995（6 000～10 000）	1 533.65	<0.001
	省级	8 000（6 000～10 000）		
	地（市）级	6 500（5 000～9 000）		
	区（县）级	5 000（4 000～6 000）		
性别	男性	6 000（4 800～8 000）	62.29	<0.001
	女性	5 500（4 000～7 200）		
年龄	29 岁及以下	4 800（3 500～6 000）	1 190.16	<0.001
	30～39 岁	5 100（4 000～7 000）		
	40～49 岁	6 000（5 000～8 000）		
	50 岁及以上	7 000（5 400～9 759）		
合同类型	事业编制	6 000（5 000～8 000）	1 394.49	<0.001
	非事业编制	3 500（3 000～4 600）		
职称	高级	9 000（7 000～10 000）	2 880.54	<0.001
	中级	6 000（5 000～7 500）		
	初级	5 000（4 000～6 000）		
	无职称	4 500（3 100～5 800）		
最高文化程度	硕士及以上	8 000（6 000～10 000）	1 217.53	<0.001
	本科	5 500（4 200～7 000）		
	大专	5 000（4 000～6 086）		
	高中/中专及以下	5 000（4 000～6 000）		
工龄	4 年及以下	5 000（3 525～6 000）	817.71	<0.001
	5～14 年	5 000（4 000～7 000）		
	15～24 年	6 000（4 500～8 000）		
	25 年及以上	6 400（5 000～8 800）		

注：使用 Kruskal-Wallis 检验；H 为其统计量。

　　由表 3-2 可知，东部、中部、西部地区共 7 994 个有效样本，月收入中值为 5 442 元。东部、中部和西部地区疾病预防控制中心工作人员的月收入中值分别为 7 000 元、5 000 元和 6 000 元，不同地区的疾病预防控制中心工作人员月收入分布之间的差异具有显著统计学意义。

　　江苏省共 969 个有效样本，月收入中值为 8 000 元。江苏省省级、地（市）级和区（县）级疾病预防控制中心工作人员的月收入中值分别为 10 000 元、9 000 元和 7 000 元，各级疾病预防控制中心工作人员月收入分布之间的差异具有显著统计学意义。

　　山东省共 1 387 个有效样本，月收入中值为 6 527 元。山东省省级、地（市）级和区（县）级疾病预防控制中心工作人员的月收入中值分别为 10 000 元、8 000 元和 6 000 元，各级疾病预防控制中心工作人员月收入分布之间的差异具有显著统计学意义。

　　湖北省共 620 个有效样本，月收入中值为 5 000 元。湖北省省级、地（市）级和区（县）级疾病预防控制中心工作人员的月收入中值分别为 8 000 元、5 000 元和 5 000 元，各级疾病预防控制中心工作人员月收入分布之间的差异具有显著统计学意义。

　　江西省共 3 675 个有效样本，月收入中值为 5 000 元。江西省省级、地（市）级和区（县）级疾病预防控制中心工作人员的月收入中值分别为 7 000 元、5 000 元和 5 000 元，各级疾病预防控制中心工作人员月收入分布之间的差异具有显著统计学意义。

　　贵州省共 658 个有效样本，月收入中值为 6 000 元。贵州省省级、地（市）级和区（县）级疾病预防控制中心工作人员的月收入中值分别为 7 000 元、6 000 元和 5 000 元，各级疾病预防控制中心工作人员月收入分布之间的差异具有显著统计学意义。

　　四川省共 685 个有效样本，月收入中值为 6 000 元。四川省省级、地（市）级和区（县）级疾病预防控制中心工作人员的月收入中值分别为 7 000 元、7 000 元和 5 000 元，各级疾病预防控制中心工作人员月收入分布之间的差异具有显著统计学意义。

表 3-2 地区和区域收入水平分析

项目		中值（四分位数间距）/元	H	P
地区 （有效样本： 7 994 个）	东部	7 000（5 000～9 800）	1 256.84	<0.001
	中部	5 000（4 000～6 000）		
	西部	6 000（5 000～7 233）		
	合计	5 442（4 000～7 000）	—	—
区域（江苏） （有效样本： 969 个）	省级	10 000（8 200～14 000）	74.30	<0.001
	地（市）级	9 000（6 500～11 000）		
	区（县）级	7 000（5 226～9 000）		
	合计	8 000（6 000～10 000）	—	—
区域（山东） （有效样本： 1 387 个）	省级	10 000（8 000～12 000）	301.50	<0.001
	地（市）级	8 000（6 000～10 000）		
	区（县）级	6 000（4 750～7 300）		
	合计	6 527（5 000～9 000）	—	—
区域（湖北） （有效样本： 620 个）	省级	8 000（6 000～10 000）	106.63	<0.001
	地（市）级	5 000（4 000～7 000）		
	区（县）级	5 000（4 000～5 600）		
	合计	5 000（4 000～6 500）	—	—
区域（江西） （有效样本： 3 675 个）	省级	7 000（5 000～9 250）	181.79	<0.001
	地（市）级	5 000（4 000～7 000）		
	区（县）级	5 000（3 900～6 000）		
	合计	5 000（4 000～6 000）	—	—
区域（贵州） （有效样本： 658 个）	省级	7 000（5 283～8 000）	71.38	<0.001
	地（市）级	6 000（5 000～8 000）		
	区（县）级	5 000（4 500～6 000）		
	合计	6 000（5 000～7 500）	—	—
区域（四川） （有效样本： 685 个）	省级	7 000（6 000～9 000）	131.95	<0.001
	地（市）级	7 000（5 000～8 000）		
	区（县）级	5 000（4 000～6 000）		
	合计	6 000（5 000～7 100）	—	—

注：使用 Kruskal-Wallis 检验；H 为其统计量。

3.2 福利现状分析

3.2.1 享受福利的数量

由表 3-3 可知，疾病预防控制中心 8 772 个有效样本享受福利数量的众数为 6 项，同时，从机构级别、性别、年龄、合同类型、职称、最高文化程度和工龄各分类来看，有效样本享受的福利数量众数均为 6 项。

疾病预防控制中心工作人员纳入分析样本（8 772 人）享受福利数量的均值为 5.13 项。从机构级别来看，中国疾病预防控制中心、省级、地（市）级和区（县）级疾病预防控制中心工作人员享受福利的数量均值分别为 4.71 项、4.72 项、5.33 项和 5.17 项。从性别来看，男性和女性工作人员享受福利的数量均值分别为 5.18 项和 5.10 项。从年龄来看，29 岁及以下、30～39 岁、40～49 岁和 50 岁及以上工作人员享受福利的数量均值分别为 5.09 项、5.22 项、5.17 项和 4.97 项。从合同类型来看，事业编制和非事业编制工作人员享受福利的数量均值分别为 5.28 项和 4.13 项。从职称来看，高级、中级、初级和无职称的工作人员享受福利的数量均值分别为 4.96 项、5.27 项、5.24 项和 4.88 项。从最高文化程度来看，硕士及以上、本科、大专和高中/中专及以下学历的工作人员享受福利的数量均值分别为 5.00 项、5.30 项、4.90 项和 4.74 项。从工龄来看，4 年及以下、5～14 年、15～24 年和 25 年及以上的工作人员享受福利的数量均值分别为 5.13 项、5.17 项、5.14 项和 5.08 项。

除了性别以外的其他各分类下的各类别的疾病预防控制中心工作人员，享受福利的数量分布之间的差异均具有显著统计学意义。

表 3-3　总体享受福利的数量分析

项目		均值/项	众数/项	H	P
总体（有效问卷数：8 772 份）		5.13	6	—	—
机构级别	中国疾病预防控制中心	4.71	6	194.43	<0.001
	省级	4.72	6		
	地（市）级	5.33	6		
	区（县）级	5.17	6		

项目		均值/项	众数/项	H	P
性别	男性	5.18	6	0.21	0.648
	女性	5.10	6		
年龄	29 岁及以下	5.09	6	64.42	<0.001
	30～39 岁	5.22	6		
	40～49 岁	5.17	6		
	50 岁及以上	4.97	6		
合同类型	事业编制	5.28	6	345.17	<0.001
	非事业编制	4.13	6		
职称	高级	4.96	6	87.90	<0.001
	中级	5.27	6		
	初级	5.24	6		
	无职称	4.88	6		
最高文化程度	硕士及以上	5.00	6	128.17	<0.001
	本科	5.30	6		
	大专	4.90	6		
	高中/中专及以下	4.74	6		
工龄	4 年及以下	5.13	6	37.85	<0.001
	5～14 年	5.17	6		
	15～24 年	5.14	6		
	25 年及以上	5.08	6		

注：使用 Kruskal-Wallis 检验；H 为其统计量。

由表 3-4 可知，从地区和区域的分类来看，有效样本享受福利数量的众数，除湖北省和贵州省省级疾病预防控制中心的众数分别为 3 项和 5 项外，其余均为 6 项。

东部、中部、西部地区共 7 994 个有效样本，享受福利的数量均值为 5.17 项。东部、中部和西部地区疾病预防控制中心工作人员享受福利的数量均值分别为 5.38 项、5.10 项和 5.03 项。江苏省共 969 个有效样本，享受福利的数量均值为 5.56 项，省级、地（市）级和区（县）级疾病预防控制中心工作人员享受福利的数量均值分别为 4.87 项、5.78 项和 5.48 项。山东省共 1 387 个有效样本，享受福利的数量均值为 5.26 项，省级、地（市）级和区（县）级疾病预防控制中心工作人员享受福利的数量均值分别为 5.41 项、5.29 项和 5.23 项。湖北省共 620 个有效样本，享受福利的数量均值为 5.27 项，省级、地（市）级和区（县）级疾病预防控制中心工作人员享受福利的数量均值分别为 3.57 项、5.50 项和 5.53 项。江西省共 3 675 个有效样本，享受福利的数量均值为 5.08 项，省级、地（市）级和区（县）级疾病预防控制中心工作人员享受福利的数量均值分别为 5.30 项、5.12 项和 5.06 项。贵州省共 658 个有效样本，享受福利的数量均值为 5.05 项，省级、地（市）级和区（县）级疾病预防控制中心工作人员享受福利的数量均值分别为 4.38 项、5.28 项和 5.41 项。四川省共 685 个有效样本，享受福利的数量均值为 5.00 项，省级、地（市）级和区（县）级疾病预防控制中心工作人员享受福利的数量均值分别为 4.96 项、5.17 项和 4.93 项。

东部、中部、西部各地区和江苏省、湖北省、贵州省和四川省各级疾病预防控制中心工作人员，享受福利的数量分布之间的差异均具有统计学意义①。

表 3-4　地区和区域享受福利的数量分析

项目		均值/项	众数/项	H	P
地区 （有效样本： 7 994 个）	东部	5.38	6	93.23	<0.001
	中部	5.10	6		
	西部	5.03	6		
	合计	5.17	6	—	—
区域（江苏） （有效样本： 969 个）	省级	4.87	6	24.01	<0.001
	地（市）级	5.78	6		
	区（县）级	5.48	6		
	合计	5.56	6	—	—
区域（山东） （有效样本： 1 387 个）	省级	5.41	6	1.25	0.536
	地（市）级	5.29	6		
	区（县）级	5.23	6		
	合计	5.26	6	—	—
区域（湖北） （有效样本： 620 个）	省级	3.57	3	86.75	<0.001
	地（市）级	5.50	6		
	区（县）级	5.53	6		
	合计	5.27	6		

---

① $P<0.05$ 代表具有统计学意义。

项目		均值/项	众数/项	H	P
区域（江西）（有效样本：3 675 个）	省级	5.30	6	0.44	0.804
	地（市）级	5.12	6		
	区（县）级	5.06	6		
	合计	5.08	6	—	—
区域（贵州）（有效样本：658 个）	省级	4.38	5	86.94	<0.001
	地（市）级	5.28	6		
	区（县）级	5.41	6		
	合计	5.05	6	—	—
区域（四川）（有效样本：685 个）	省级	4.96	6	8.33	0.016
	地（市）级	5.17	6		
	区（县）级	4.93	6		
	合计	5.00	6	—	—

注：使用 Kruskal-Wallis 检验；H 为其统计量。

3.2.2　福利种类

3.2.2.1　养老保险

由表 3-5 可知，疾病预防控制中心工作人员纳入分析样本（8 772 人）享受养老保险的人数为 8 336 人，占比为 95.03%。

从机构级别来看，中国疾病预防控制中心、省级、地（市）级和区（县）级疾病预防控制中心工作人员享受养老保险人数的占比分别为 87.79%、95.99%、96.70%和 95.36%，各级疾病预防控制中心工作人员享受养老保险人数的占比存在差异并具有显著统计学意义。

从性别来看，疾病预防控制中心男性和女性工作人员享受养老保险人数的占比分别为 95.80%和 94.57%，不同性别工作人员享受养老保险人数的占比存在差异并具有统计学意义。

从年龄来看，29 岁及以下、30～39 岁、40～49 岁和 50 岁及以上疾病预防控制中心工作人员享受养老保险人数的占比分别为 92.58%、95.55%、96.38%和 94.58%，各年龄段工作人员享受养老保险人数的占比存在差异并具有显著统计学意义。

从合同类型来看，事业编制和非事业编制疾病预防控制中心工作人员享受养老保险人数的占比分别为 96.40% 和 85.91%，不同合同类型工作人员享受养老保险人数的占比存在差异并具有显著统计学意义。

从职称来看，高级、中级、初级和无职称的疾病预防控制中心工作人员享受养老保险人数的占比分别为 94.30%、96.55%、96.40% 和 90.61%，不同职称工作人员享受养老保险人数的占比存在差异并具有显著统计学意义。

从最高文化程度来看，硕士及以上、本科、大专和高中/中专及以下学历的疾病预防控制中心工作人员享受养老保险人数的占比分别为 93.19%、96.49%、93.49% 和 92.03%，不同最高文化程度工作人员享受养老保险人数的占比存在差异并具有显著统计学意义。

从工龄来看，4 年及以下、5～14 年、15～24 年和 25 年及以上的疾病预防控制中心工作人员享受养老保险人数的占比分别为 91.90%、95.34%、96.00% 和 95.71%，各工龄段工作人员享受养老保险人数的占比存在差异并具有显著统计学意义。

表 3-5　总体享受养老保险情况分析

项目		人数/人	占比/%	卡方	P
总体（有效问卷数：8 772 份）		8 336	95.03	—	—
机构级别	中国疾病预防控制中心	683	87.79	100.29	<0.001
	省级	646	95.99		
	地（市）级	1 874	96.70		
	区（县）级	5 133	95.36		
性别	男性	3 149	95.80	6.63	0.010
	女性	5 187	94.57		
年龄	29 岁及以下	1 598	92.58	34.23	<0.001
	30～39 岁	2 681	95.55		
	40～49 岁	2 505	96.38		
	50 岁及以上	1 552	94.58		
合同类型	事业编制	7 354	96.40	231.20	<0.001
	非事业编制	982	85.91		

项目		人数/人	占比/%	卡方	P
职称	高级	1 687	94.30	88.50	<0.001
	中级	2 825	96.55		
	初级	2 463	96.40		
	无职称	1 361	90.61		
最高文化程度	硕士及以上	1 519	93.19	52.28	<0.001
	本科	4 751	96.49		
	大专	1 581	93.49		
	高中/中专及以下	485	92.03		
工龄	4 年及以下	1 327	91.90	36.98	<0.001
	5~14 年	2 641	95.34		
	15~24 年	1 850	96.00		
	25 年及以上	2 518	95.71		

注：使用 Pearson 卡方检验。

由表 3-6 可知，东部、中部、西部地区共 7 994 个有效样本，享受养老保险的人数为 7 653 人，占比为 95.73%。东部、中部和西部地区疾病预防控制中心工作人员享受养老保险人数的占比分别为 97.33%、94.62%和 96.50%，各地区疾病预防控制中心工作人员享受养老保险人数的占比存在差异并具有显著统计学意义。

江苏省共 969 个有效样本，享受养老保险的人数为 942 人，占比为 97.21%，省级、地（市）级和区（县）级疾病预防控制中心工作人员享受养老保险人数的占比分别为 97.50%、98.46%和 96.53%。

山东省共 1 387 个有效样本，享受养老保险的人数为 1 351 人，占比为 97.40%，省级、地（市）级和区（县）级疾病预防控制中心工作人员享受养老保险人数的占比分别为 100.00%、97.37%和 97.17%。

湖北省共 620 个有效样本，享受养老保险的人数为 599 人，占比为 96.61%，省级、地（市）级和区（县）级疾病预防控制中心工作人员享受养老保险人数的占比分别为 86.25%、98.46%和 97.97%，各级疾病预防控制中心工作人员享受养老保险人数的占比存在差异并具有显著统计学意义。

江西省共 3 675 个有效样本，享受养老保险的人数为 3 465 人，占比为 94.29%，省级、地（市）级和区（县）级疾病预防控制中心工作人员享受养老保险人数的占比分别为96.43%、95.11%和94.03%。

贵州省共658个有效样本，享受养老保险的人数为622人，占比为94.53%，省级、地（市）级和区（县）级疾病预防控制中心工作人员享受养老保险人数的占比分别为95.65%、93.83%和94.12%。

四川省共685个有效样本，享受养老保险的人数为674人，占比为98.39%，省级、地（市）级和区（县）级疾病预防控制中心工作人员享受养老保险人数的占比分别为98.68%、97.86%和98.56%。

表3-6　地区和区域享受养老保险情况分析

项目		人数/人	占比/%	P
地区（有效样本：7 994个）	东部	2 293	97.33	<0.001[b]
	中部	4 064	94.62	
	西部	1 296	96.50	
	合计	7 653	95.73	—
区域（江苏）（有效样本：969个）	省级	39	97.50	0.207[a]
	地（市）级	319	98.46	
	区（县）级	584	96.53	
	合计	942	97.21	—
区域（山东）（有效样本：1 387个）	省级	83	100.00	0.386[a]
	地（市）级	444	97.37	
	区（县）级	824	97.17	
	合计	1 351	97.40	—
区域（湖北）（有效样本：620个）	省级	69	86.25	<0.001[a]
	地（市）级	192	98.46	
	区（县）级	338	97.97	
	合计	599	96.61	—
区域（江西）（有效样本：3 675个）	省级	108	96.43	0.434[a]
	地（市）级	584	95.11	
	区（县）级	2 773	94.03	
	合计	3 465	94.29	—

项目		人数/人	占比/%	P
区域（贵州） （有效样本： 658 个）	省级	198	95.65	0.705[a]
	地（市）级	152	93.83	
	区（县）级	272	94.12	
	合计	622	94.53	—
区域（四川） （有效样本： 685 个）	省级	149	98.68	0.853[a]
	地（市）级	183	97.86	
	区（县）级	342	98.56	
	合计	674	98.39	—

注：[a] 使用 Fisher 精确检验；[b] 使用 Pearson 卡方检验。

3.2.2.2　城镇职工基本医疗保险/公费医疗

由表 3-7 可知，疾病预防控制中心工作人员纳入分析样本（8 772 人）享受城镇职工基本医疗保险/公费医疗的人数为 8 244 人，占比为 93.98%。

从机构级别来看，中国疾病预防控制中心、省级、地（市）级和区（县）级疾病预防控制中心工作人员享受城镇职工基本医疗保险/公费医疗人数的占比分别为 91.00%、93.61%、95.98% 和 93.74%，各级疾病预防控制中心工作人员享受城镇职工基本医疗保险/公费医疗人数的占比存在差异并具有显著统计学意义。

从性别来看，疾病预防控制中心男性和女性工作人员享受城镇职工基本医疗保险/公费医疗人数的占比分别为 95.77% 和 92.91%，不同性别工作人员享受城镇职工基本医疗保险/公费医疗人数的占比存在差异并具有显著统计学意义。

从年龄来看，29 岁及以下、30～39 岁、40～49 岁和 50 岁及以上疾病预防控制中心工作人员享受城镇职工基本医疗保险/公费医疗人数的占比分别为 88.64%、93.48%、96.31% 和 96.77%，各年龄段工作人员享受城镇职工基本医疗保险/公费医疗人数的占比存在差异并具有显著统计学意义。

从合同类型来看，事业编制和非事业编制疾病预防控制中心工作人员享受城镇职工基本医疗保险/公费医疗人数的占比分别为 96.78% 和 75.33%，不同合同类型工作人员享受城镇职工基本医疗保险/公费医疗人数的占比存在差异并具有显著统计学意义。

从职称来看，高级、中级、初级和无职称的疾病预防控制中心工作人员享受城镇职工基本医疗保险/公费医疗人数的占比分别为 96.65%、96.72%、93.11% 和

86.95%，不同职称工作人员享受城镇职工基本医疗保险/公费医疗人数的占比存在差异并具有显著统计学意义。

从最高文化程度来看，硕士及以上、本科、大专和高中/中专及以下学历的疾病预防控制中心工作人员享受城镇职工基本医疗保险/公费医疗人数的占比分别为94.05%、95.09%、91.25%和92.22%，不同最高文化程度工作人员享受城镇职工基本医疗保险/公费医疗人数的占比存在差异并具有显著统计学意义。

从工龄来看，4年及以下、5~14年、15~24年和25年及以上的疾病预防控制中心工作人员享受城镇职工基本医疗保险/公费医疗人数的占比分别为89.54%、92.02%、95.74%和97.19%，各工龄段工作人员享受城镇职工基本医疗保险/公费医疗人数的占比存在差异并具有显著统计学意义。

表 3-7　总体享受城镇职工基本医疗保险/公费医疗情况分析

项目		人数/人	占比/%	卡方	P
总体（有效问卷数：8 772 份）		8 244	93.98	—	—
机构级别	中国疾病预防控制中心	708	91.00	26.54	<0.001
	省级	630	93.61		
	地（市）级	1 860	95.98		
	区（县）级	5 046	93.74		
性别	男性	3 148	95.77	29.79	<0.001
	女性	5 096	92.91		
年龄	29 岁及以下	1 530	88.64	135.56	<0.001
	30~39 岁	2 623	93.48		
	40~49 岁	2 503	96.31		
	50 岁及以上	1 588	96.77		
合同类型	事业编制	7 383	96.78	808.33	<0.001
	非事业编制	861	75.33		
职称	高级	1 729	96.65	195.89	<0.001
	中级	2 830	96.72		
	初级	2 379	93.11		
	无职称	1 306	86.95		

项目		人数/人	占比/%	卡方	P
最高文化程度	硕士及以上	1 533	94.05	35.85	<0.001
	本科	4 682	95.09		
	大专	1 543	91.25		
	高中/中专及以下	486	92.22		
工龄	4 年及以下	1 293	89.54	127.49	<0.001
	5~14 年	2 549	92.02		
	15~24 年	1 845	95.74		
	25 年及以上	2 557	97.19		

注：使用 Pearson 卡方检验。

由表 3-8 可知，东部、中部、西部地区共 7 994 个有效样本，享受城镇职工基本医疗保险/公费医疗的人数为 7 536 人，占比为 94.27%。东部、中部和西部地区疾病预防控制中心工作人员享受城镇职工基本医疗保险/公费医疗人数的占比分别为 94.99%、93.25% 和 96.28%，各地区疾病预防控制中心工作人员享受城镇职工基本医疗保险/公费医疗人数的占比存在差异并具有显著统计学意义。

江苏省共 969 个有效样本，享受城镇职工基本医疗保险/公费医疗的人数为 926 人，占比为 95.56%，省级、地（市）级和区（县）级疾病预防控制中心工作人员享受城镇职工基本医疗保险/公费医疗人数的占比分别为 97.50%、95.99% 和 95.21%。

山东省共 1 387 个有效样本，享受城镇职工基本医疗保险/公费医疗的人数为 1 312 人，占比为 94.59%，省级、地（市）级和区（县）级疾病预防控制中心工作人员享受城镇职工基本医疗保险/公费医疗人数的占比分别为 98.80%、94.74% 和 94.10%。

湖北省共 620 个有效样本，享受城镇职工基本医疗保险/公费医疗的人数为 597 人，占比为 96.29%，省级、地（市）级和区（县）级疾病预防控制中心工作人员享受城镇职工基本医疗保险/公费医疗人数的占比分别为 82.50%、98.46% 和 98.26%，各级疾病预防控制中心工作人员享受城镇职工基本医疗保险/公费医疗人数的占比存在差异并具有显著统计学意义。

江西省共 3 675 个有效样本，享受城镇职工基本医疗保险/公费医疗的人数为 3 408 人，占比为 92.73%，省级、地（市）级和区（县）级疾病预防控制中心工作人员享受城镇职工基本医疗保险/公费医疗人数的占比分别为 96.43%、95.44%和92.03%，各级疾病预防控制中心工作人员享受城镇职工基本医疗保险/公费医疗人数的占比存在差异并具有显著统计学意义。

贵州省共 658 个有效样本，享受城镇职工基本医疗保险/公费医疗的人数为 627 人，占比为 95.29%，省级、地（市）级和区（县）级疾病预防控制中心工作人员享受城镇职工基本医疗保险/公费医疗人数的占比分别为 93.72%、96.91% 和 95.50%。

四川省共 685 个有效样本，享受城镇职工基本医疗保险/公费医疗的人数为 666 人，占比为 97.23%，省级、地（市）级和区（县）级疾病预防控制中心工作人员享受城镇职工基本医疗保险/公费医疗人数的占比分别为 93.38%、97.33%和 98.85%，各级疾病预防控制中心工作人员享受城镇职工基本医疗保险/公费医疗人数的占比存在差异并具有显著统计学意义。

表 3-8　地区和区域享受城镇职工基本医疗保险/公费医疗情况分析

项目		人数/人	占比/%	P
地区 （有效样本： 7 994 个）	东部	2 238	94.99	<0.001[b]
	中部	4 005	93.25	
	西部	1 293	96.28	
	合计	7 536	94.27	—
区域（江苏） （有效样本： 969 个）	省级	39	97.50	0.813[a]
	地（市）级	311	95.99	
	区（县）级	576	95.21	
	合计	926	95.56	—
区域（山东） （有效样本： 1 387 个）	省级	82	98.80	0.181[a]
	地（市）级	432	94.74	
	区（县）级	798	94.10	
	合计	1 312	94.59	—
区域（湖北） （有效样本： 620 个）	省级	66	82.50	<0.001[a]
	地（市）级	192	98.46	
	区（县）级	339	98.26	
	合计	597	96.29	—

项目		人数/人	占比/%	P
区域（江西）（有效样本：3 675 个）	省级	108	96.43	0.003[a]
	地（市）级	586	95.44	
	区（县）级	2 714	92.03	
	合计	3 408	92.73	—
区域（贵州）（有效样本：658 个）	省级	194	93.72	0.384[a]
	地（市）级	157	96.91	
	区（县）级	276	95.50	
	合计	627	95.29	—
区域（四川）（有效样本：685 个）	省级	141	93.38	0.004[a]
	地（市）级	182	97.33	
	区（县）级	343	98.85	
	合计	666	97.23	—

注：[a] 使用 Fisher 精确检验；[b] 使用 Pearson 卡方检验。

3.2.2.3 工伤保险

由表 3-9 可知，疾病预防控制中心工作人员纳入分析样本（8 772 人）享受工伤保险的人数为 6 912 人，占比为 78.80%。

从机构级别来看，中国疾病预防控制中心、省级、地（市）级和区（县）级疾病预防控制中心工作人员享受工伤保险人数的占比分别为 63.24%、65.68%、82.77% 和 81.26%，各级疾病预防控制中心工作人员享受工伤保险人数的占比存在差异并具有显著统计学意义。

从性别来看，疾病预防控制中心男性和女性工作人员享受工伤保险人数的占比分别为 81.47% 和 77.19%，不同性别工作人员享受工伤保险人数的占比存在差异并具有显著统计学意义。

从年龄来看，29 岁及以下、30～39 岁、40～49 岁和 50 岁及以上疾病预防控制中心工作人员享受工伤保险人数的占比分别为 82.73%、80.79%、77.26% 和 73.67%，各年龄段工作人员享受工伤保险人数的占比存在差异并具有显著统计学意义。

从合同类型来看，事业编制和非事业编制疾病预防控制中心工作人员享受工伤保险人数的占比分别为 80.22% 和 69.29%，不同合同类型工作人员享受工伤保险人数的占比存在差异并具有显著统计学意义。

从职称来看，高级、中级、初级和无职称的疾病预防控制中心工作人员享受工伤保险人数的占比分别为 71.38%、79.46%、83.09% 和 79.03%，不同职称工作人员享受工伤保险人数的占比存在差异并具有显著统计学意义。

从最高文化程度来看，硕士及以上、本科、大专和高中/中专及以下学历的疾病预防控制中心工作人员享受工伤保险人数的占比分别为 71.66%、82.78%、76.58% 和 70.78%，不同最高文化程度工作人员享受工伤保险人数的占比存在差异并具有显著统计学意义。

从工龄来看，4 年及以下、5～14 年、15～24 年和 25 年及以上的疾病预防控制中心工作人员享受工伤保险人数的占比分别为 83.10%、80.47%、76.91% 和 76.05%，各工龄段工作人员享受工伤保险人数的占比存在差异并具有显著统计学意义。

表 3-9 总体享受工伤保险情况分析

项目		人数/人	占比/%	卡方	P
总体（有效问卷数：8 772 份）		6 912	78.80	—	—
机构级别	中国疾病预防控制中心	492	63.24	219.81	<0.001
	省级	442	65.68		
	地（市）级	1 604	82.77		
	区（县）级	4 374	81.26		
性别	男性	2 678	81.47	22.54	<0.001
	女性	4 234	77.19		
年龄	29 岁及以下	1 428	82.73	52.14	<0.001
	30～39 岁	2 267	80.79		
	40～49 岁	2 008	77.26		
	50 岁及以上	1 209	73.67		
合同类型	事业编制	6 120	80.22	71.06	<0.001
	非事业编制	792	69.29		
职称	高级	1 277	71.38	87.92	<0.001
	中级	2 325	79.46		
	初级	2 123	83.09		
	无职称	1 187	79.03		

	项目	人数/人	占比/%	卡方	P
最高文化程度	硕士及以上	1 168	71.66	121.71	<0.001
	本科	4 076	82.78		
	大专	1 295	76.58		
	高中/中专及以下	373	70.78		
工龄	4 年及以下	1 200	83.10	36.62	<0.001
	5～14 年	2 229	80.47		
	15～24 年	1 482	76.91		
	25 年及以上	2 001	76.05		

注：使用 Pearson 卡方检验。

由表 3-10 可知，东部、中部、西部地区共 7 994 个有效样本，享受工伤保险的人数为 6 420 人，占比为 80.31%。东部、中部和西部地区疾病预防控制中心工作人员享受工伤保险人数的占比分别为 83.57%、79.14%和 78.33%，各地区疾病预防控制中心工作人员享受工伤保险人数的占比存在差异并具有显著统计学意义。

江苏省共 969 个有效样本，享受工伤保险的人数为 822 人，占比为 84.83%，省级、地（市）级和区（县）级疾病预防控制中心工作人员享受工伤保险人数的占比分别为 60.00%、89.51%和 83.97%，各级疾病预防控制中心工作人员享受工伤保险人数的占比存在差异并具有显著统计学意义。

山东省共 1 387 个有效样本，享受工伤保险的人数为 1 147 人，占比为 82.70%，省级、地（市）级和区（县）级疾病预防控制中心工作人员享受工伤保险人数的占比分别为 71.08%、83.11%和 83.61%，各级疾病预防控制中心工作人员享受工伤保险人数的占比存在差异并具有统计学意义。

湖北省共 620 个有效样本，享受工伤保险的人数为 482 人，占比为 77.74%，省级、地（市）级和区（县）级疾病预防控制中心工作人员享受工伤保险人数的占比分别为 28.75%、83.59%和 85.80%，各级疾病预防控制中心工作人员享受工伤保险人数的占比存在差异并具有显著统计学意义。

江西省共 3 675 个有效样本，享受工伤保险的人数为 2 917 人，占比为 79.37%，省级、地（市）级和区（县）级疾病预防控制中心工作人员享受工伤保险人数的占比分别为 79.46%、80.94%和 79.04%。

贵州省共 658 个有效样本，享受工伤保险的人数为 512 人，占比为 77.81%，省级、地（市）级和区（县）级疾病预防控制中心工作人员享受工伤保险人数的占比分别为 66.67%、79.63%和 84.78%，各级疾病预防控制中心工作人员享受工伤保险人数的占比存在差异并具有显著统计学意义。

四川省共 685 个有效样本，享受工伤保险的人数为 540 人，占比为 78.83%，省级、地（市）级和区（县）级疾病预防控制中心工作人员享受工伤保险人数的占比分别为 72.19%、78.07%和 82.13%，各级疾病预防控制中心工作人员享受工伤保险人数的占比存在差异并具有统计学意义。

表 3-10　地区和区域享受工伤保险情况分析

项目		人数/人	占比/%	卡方	P
地区（有效样本：7 994 个）	东部	1 969	83.57	22.92	<0.001
	中部	3 399	79.14		
	西部	1 052	78.33		
	合计	6 420	80.31	—	—
区域（江苏）（有效样本：969）	省级	24	60.00	25.02	<0.001
	地（市）级	290	89.51		
	区（县）级	508	83.97		
	合计	822	84.83	—	—
区域（山东）（有效样本：1 387 个）	省级	59	71.08	8.37	0.015
	地（市）级	379	83.11		
	区（县）级	709	83.61		
	合计	1 147	82.70	—	—
区域（湖北）（有效样本：620 个）	省级	23	28.75	127.76	<0.001
	地（市）级	163	83.59		
	区（县）级	296	85.80		
	合计	482	77.74	—	—
区域（江西）（有效样本：3 675 个）	省级	89	79.46	1.12	0.571
	地（市）级	497	80.94		
	区（县）级	2 331	79.04		
	合计	2 917	79.37	—	—

项目		人数/人	占比/%	卡方	P
区域（贵州） （有效样本： 658 个）	省级	138	66.67	23.32	<0.001
	地（市）级	129	79.63		
	区（县）级	245	84.78		
	合计	512	77.81	—	—
区域（四川） （有效样本： 685 个）	省级	109	72.19	6.33	0.042
	地（市）级	146	78.07		
	区（县）级	285	82.13		
	合计	540	78.83	—	—

注：使用 Pearson 卡方检验。

3.2.2.4　失业保险

由表 3-11 可知，疾病预防控制中心工作人员纳入分析样本（8 772 人）享受失业保险的人数为 6 848 人，占比为 78.07%。

从机构级别来看，中国疾病预防控制中心、省级、地（市）级和区（县）级疾病预防控制中心工作人员享受失业保险人数的占比分别为 75.71%、70.58%、79.57% 和 78.80%，各级疾病预防控制中心工作人员享受失业保险人数的占比存在差异并具有显著统计学意义。

从性别来看，疾病预防控制中心男性和女性工作人员享受失业保险人数的占比分别为 80.04% 和 76.88%，不同性别工作人员享受失业保险人数的占比存在差异并具有显著统计学意义。

从年龄来看，29 岁及以下、30～39 岁、40～49 岁和 50 岁及以上疾病预防控制中心工作人员享受失业保险人数的占比分别为 80.01%、79.01%、77.34% 和 75.56%，各年龄段工作人员享受失业保险人数的占比存在差异并具有显著统计学意义。

从合同类型来看，事业编制和非事业编制疾病预防控制中心工作人员享受失业保险人数的占比分别为 80.00% 和 65.18%，不同合同类型工作人员享受失业保险人数的占比存在差异并具有显著统计学意义。

从职称来看，高级、中级、初级和无职称的疾病预防控制中心工作人员享受失业保险人数的占比分别为 74.73%、79.90%、80.16% 和 74.90%，不同职称工作人员享受失业保险人数的占比存在差异并具有显著统计学意义。

从最高文化程度来看，硕士及以上、本科、大专和高中/中专及以下学历的疾病预防控制中心工作人员享受失业保险人数的占比分别为 77.36%、80.71%、73.51%和 70.21%，不同最高文化程度工作人员享受失业保险人数的占比存在差异并具有显著统计学意义。

　　从工龄来看，4 年及以下、5～14 年、15～24 年和 25 年及以上的疾病预防控制中心工作人员享受失业保险人数的占比分别为 81.23%、78.59%、76.65%和 76.81%，各工龄段工作人员享受失业保险人数的占比存在差异并具有显著统计学意义。

表 3-11　总体享受失业保险情况分析

项目		人数/人	占比/%	卡方	P
总体（有效问卷数：8 772 份）		6 848	78.07	—	—
机构级别	中国疾病预防控制中心	589	75.71	28.82	<0.001
	省级	475	70.58		
	地（市）级	1 542	79.57		
	区（县）级	4 242	78.80		
性别	男性	2 631	80.04	11.99	0.001
	女性	4 217	76.88		
年龄	29 岁及以下	1 381	80.01	12.08	0.007
	30～39 岁	2 217	79.01		
	40～49 岁	2 010	77.34		
	50 岁及以上	1 240	75.56		
合同类型	事业编制	6 103	80.00	127.48	<0.001
	非事业编制	745	65.18		
职称	高级	1 337	74.73	32.69	<0.001
	中级	2 338	79.90		
	初级	2 048	80.16		
	无职称	1 125	74.90		
最高文化程度	硕士及以上	1 261	77.36	60.06	<0.001
	本科	3 974	80.71		
	大专	1 243	73.51		
	高中/中专及以下	370	70.21		

项目		人数/人	占比/%	卡方	P
工龄	4 年及以下	1 173	81.23	13.57	0.004
	5~14 年	2 177	78.59		
	15~24 年	1 477	76.65		
	25 年及以上	2 021	76.81		

注：使用 Pearson 卡方检验。

由表 3-12 可知，东部、中部、西部地区共 7 994 个有效样本，享受失业保险的人数为 6 259 人，占比为 78.30%。东部、中部和西部地区疾病预防控制中心工作人员享受失业保险人数的占比分别为 83.83%、76.34% 和 74.83%，各地区疾病预防控制中心工作人员享受失业保险人数的占比存在差异并具有显著统计学意义。

江苏省共 969 个有效样本，享受失业保险的人数为 860 人，占比为 88.75%，省级、地（市）级和区（县）级疾病预防控制中心工作人员享受失业保险人数的占比分别为 77.50%、93.21% 和 87.11%，各级疾病预防控制中心工作人员享受失业保险人数的占比存在差异并具有显著统计学意义。

山东省共 1 387 个有效样本，享受失业保险的人数为 1 115 人，占比为 80.39%，省级、地（市）级和区（县）级疾病预防控制中心工作人员享受失业保险人数的占比分别为 92.77%、80.48% 和 79.13%，各级疾病预防控制中心工作人员享受失业保险人数的占比存在差异并具有统计学意义。

湖北省共 620 个有效样本，享受失业保险的人数为 487 人，占比为 78.55%，省级、地（市）级和区（县）级疾病预防控制中心工作人员享受失业保险人数的占比分别为 35.00%、79.49% 和 88.12%，各级疾病预防控制中心工作人员享受失业保险人数的占比存在差异并具有显著统计学意义。

江西省共 3 675 个有效样本，享受失业保险的人数为 2 792 人，占比为 75.97%，省级、地（市）级和区（县）级疾病预防控制中心工作人员享受失业保险人数的占比分别为 91.07%、71.99% 和 76.23%，各级疾病预防控制中心工作人员享受失业保险人数的占比存在差异并具有显著统计学意义。

贵州省共 658 个有效样本，享受失业保险的人数为 492 人，占比为 74.77%，省级、地（市）级和区（县）级疾病预防控制中心工作人员享受失业保险人数的占比分别为 53.14%、80.25% 和 87.20%，各级疾病预防控制中心工作人员享受失业保险人数的占比存在差异并具有显著统计学意义。

　　四川省共 685 个有效样本，享受失业保险的人数为 513 人，占比为 74.89%，省级、地（市）级和区（县）级疾病预防控制中心工作人员享受失业保险人数的占比分别为 84.11%、78.07% 和 69.16%，各级疾病预防控制中心工作人员享受失业保险人数的占比存在差异并具有显著统计学意义。

表 3-12　地区和区域享受失业保险情况分析

项目		人数/人	占比/%	卡方	P
地区 （有效样本： 7 994 个）	东部	1 975	83.83	61.54	<0.001
	中部	3 279	76.34		
	西部	1 005	74.83		
	合计	6 259	78.30	—	—
区域（江苏） （有效样本： 969 个）	省级	31	77.50	13.16	0.001
	地（市）级	302	93.21		
	区（县）级	527	87.11		
	合计级	860	88.75	—	—
区域（山东） （有效样本： 1 387 个）	省级	77	92.77	8.93	0.012
	地（市）级	367	80.48		
	区（县）级	671	79.13		
	合计	1 115	80.39	—	—
区域（湖北） （有效样本： 620 个）	省级	28	35.00	108.89	<0.001
	地（市）级	155	79.49		
	区（县）级	304	88.12		
	合计	487	78.55	—	—
区域（江西） （有效样本： 3 675 个）	省级	102	91.07	19.44	<0.001
	地（市）级	442	71.99		
	区（县）级	2 248	76.23		
	合计	2 792	75.97	—	—
区域（贵州） （有效样本： 658 个）	省级	110	53.14	77.58	<0.001
	地（市）级	130	80.25		
	区（县）级	252	87.20		
	合计	492	74.77	—	—

项目		人数/人	占比/%	卡方	P
区域（四川）（有效样本：685 个）	省级	127	84.11	13.88	0.001
	地（市）级	146	78.07		
	区（县）级	240	69.16		
	合计	513	74.89	—	—

注：使用 Pearson 卡方检验。

3.2.2.5　生育保险

由表 3-13 可知，疾病预防控制中心工作人员纳入分析样本（8 772 人）享受生育保险的人数为 5 427 人，占比为 61.87%。

从机构级别来看，中国疾病预防控制中心、省级、地（市）级和区（县）级疾病预防控制中心工作人员享受生育保险人数的占比分别为 48.33%、44.58%、67.03% 和 64.13%，各级疾病预防控制中心工作人员享受生育保险人数的占比存在差异并具有显著统计学意义。

从性别来看，疾病预防控制中心男性和女性工作人员享受生育保险人数的占比分别为 55.28% 和 65.82%，不同性别工作人员享受生育保险人数的占比存在差异并具有显著统计学意义。

从年龄来看，29 岁及以下、30～39 岁、40～49 岁和 50 岁及以上疾病预防控制中心工作人员享受生育保险人数的占比分别为 72.71%、70.03%、57.71% 和 43.08%，各年龄段工作人员享受生育保险人数的占比存在差异并具有显著统计学意义。

从合同类型来看，事业编制和非事业编制疾病预防控制中心工作人员享受生育保险人数的占比分别为 62.43% 和 58.09%，不同合同类型工作人员享受生育保险人数的占比存在差异并具有显著统计学意义。

从职称来看，高级、中级、初级和无职称的疾病预防控制中心工作人员享受生育保险人数的占比分别为 48.57%、61.65%、69.43% 和 65.25%，不同职称工作人员享受生育保险人数的占比存在差异并具有显著统计学意义。

从最高文化程度来看，硕士及以上、本科、大专和高中/中专及以下学历的疾病预防控制中心工作人员享受生育保险人数的占比分别为 57.06%、67.18%、55.35% 和 48.01%，不同最高文化程度工作人员享受生育保险人数的占比存在差异并具有显著统计学意义。

从工龄来看，4 年及以下、5～14 年、15～24 年和 25 年及以上的疾病预防控制中心工作人员享受生育保险人数的占比分别为 71.88%、70.43%、59.42% 和 49.14%，各工龄段工作人员享受生育保险人数的占比存在差异并具有显著统计学意义。

表 3-13　总体享受生育保险情况分析

项目		人数/人	占比/%	卡方	P
总体（有效问卷数：8 772 份）		5 427	61.87	—	—
机构级别	中国疾病预防控制中心	376	48.33	179.27	<0.001
	省级	300	44.58		
	地（市）级	1 299	67.03		
	区（县）级	3 452	64.13		
性别	男性	1 817	55.28	96.74	<0.001
	女性	3 610	65.82		
年龄	29 岁及以下	1 255	72.71	429.68	<0.001
	30～39 岁	1 965	70.03		
	40～49 岁	1 500	57.71		
	50 岁及以上	707	43.08		
合同类型	事业编制	4 763	62.43	7.94	0.005
	非事业编制	664	58.09		
职称	高级	869	48.57	203.30	<0.001
	中级	1 804	61.65		
	初级	1 774	69.43		
	无职称	980	65.25		
最高文化程度	硕士及以上	930	57.06	148.27	<0.001
	本科	3 308	67.18		
	大专	936	55.35		
	高中/中专及以下	253	48.01		
工龄	4 年及以下	1 038	71.88	332.97	<0.001
	5～14 年	1 951	70.43		
	15～24 年	1 145	59.42		
	25 年及以上	1 293	49.14		

注：使用 Pearson 卡方检验。

由表 3-14 可知，东部、中部、西部地区共 7 994 个有效样本，享受生育保险的人数为 5 051 人，占比为 63.18%。东部、中部和西部地区疾病预防控制中心工作人员享受生育保险人数的占比分别为 66.68%、64.35% 和 53.31%，各地区疾病预防控制中心工作人员享受生育保险人数的占比存在差异并具有显著统计学意义。

江苏省共 969 个有效样本，享受生育保险的人数为 737 人，占比为 76.06%，省级、地（市）级和区（县）级疾病预防控制中心工作人员享受生育保险人数的占比分别为 47.50%、81.79% 和 74.88%，各级疾病预防控制中心工作人员享受生育保险人数的占比存在差异并具有显著统计学意义。

山东省共 1 387 个有效样本，享受生育保险的人数为 834 人，占比为 60.13%，省级、地（市）级和区（县）级疾病预防控制中心工作人员享受生育保险人数的占比分别为 65.06%、57.89% 和 60.85%。

湖北省共 620 个有效样本，享受生育保险的人数为 427 人，占比为 68.87%，省级、地（市）级和区（县）级疾病预防控制中心工作人员享受生育保险人数的占比分别为 30.00%、79.49% 和 71.88%，各级疾病预防控制中心工作人员享受生育保险人数的占比存在差异并具有显著统计学意义。

江西省共 3 675 个有效样本，享受生育保险的人数为 2 337 人，占比为 63.59%，省级、地（市）级和区（县）级疾病预防控制中心工作人员享受生育保险人数的占比分别为 63.39%、64.50% 和 63.41%。

贵州省共 658 个有效样本，享受生育保险的人数为 393 人，占比为 59.73%，省级、地（市）级和区（县）级疾病预防控制中心工作人员享受生育保险人数的占比分别为 33.33%、69.75% 和 73.01%，各级疾病预防控制中心工作人员享受生育保险人数的占比存在差异并具有显著统计学意义。

四川省共 685 个有效样本，享受生育保险的人数为 323 人，占比为 47.15%，省级、地（市）级和区（县）级疾病预防控制中心工作人员享受生育保险人数的占比分别为 41.72%、56.68% 和 44.38%，各级疾病预防控制中心工作人员享受生育保险人数的占比存在差异并具有显著统计学意义。

表 3-14　地区和区域享受生育保险情况分析

项目		人数/人	占比/%	卡方	P
地区（有效样本：7 994 个）	东部	1 571	66.68	71.16	<0.001
	中部	2 764	64.35		
	西部	716	53.31		
	合计	5 051	63.18	—	—
区域（江苏）（有效样本：969 个）	省级	19	47.50	24.23	<0.001
	地（市）级	265	81.79		
	区（县）级	453	74.88		
	合计	737	76.06	—	—
区域（山东）（有效样本：1 387 个）	省级	54	65.06	1.98	0.373
	地（市）级	264	57.89		
	区（县）级	516	60.85		
	合计	834	60.13	—	—
区域（湖北）（有效样本：620 个）	省级	24	30.00	68.09	<0.001
	地（市）级	155	79.49		
	区（县）级	248	71.88		
	合计	427	68.87	—	—
区域（江西）（有效样本：3 675 个）	省级	71	63.39	0.26	0.878
	地（市）级	396	64.50		
	区（县）级	1 870	63.41		
	合计	2 337	63.59	—	—
区域（贵州）（有效样本：658 个）	省级	69	33.33	87.92	<0.001
	地（市）级	113	69.75		
	区（县）级	211	73.01		
	合计	393	59.73	—	—
区域（四川）（有效样本：685 个）	省级	63	41.72	9.68	0.008
	地（市）级	106	56.68		
	区（县）级	154	44.38		
	合计	323	47.15	—	—

注：使用 Pearson 卡方检验。

3.2.2.6　住房公积金保障

由表 3-15 可知，疾病预防控制中心工作人员纳入分析样本（8 772 人）享受住房公积金保障的人数为 8 148 人，占比为 92.89%。

从机构级别来看，中国疾病预防控制中心、省级、地（市）级和区（县）级疾病预防控制中心工作人员享受住房公积金保障人数的占比分别为 97.81%、95.39%、96.28% 和 90.64%，各级疾病预防控制中心工作人员享受住房公积金保障人数的占比存在差异并具有显著统计学意义。

从性别来看，疾病预防控制中心男性和女性工作人员享受住房公积金保障人数的占比分别为 95.68% 和 91.21%，不同性别工作人员享受住房公积金保障人数的占比存在差异并具有显著统计学意义。

从年龄来看，29 岁及以下、30～39 岁、40～49 岁和 50 岁及以上疾病预防控制中心工作人员享受住房公积金保障人数的占比分别为 83.95%、92.66%、96.34% 和 97.20%，各年龄段工作人员享受住房公积金保障人数的占比存在差异并具有显著统计学意义。

从合同类型来看，事业编制和非事业编制疾病预防控制中心工作人员享受住房公积金保障人数的占比分别为 98.72% 和 53.98%，不同合同类型工作人员享受住房公积金保障人数的占比存在差异并具有显著统计学意义。

从职称来看，高级、中级、初级和无职称的疾病预防控制中心工作人员享受住房公积金保障人数的占比分别为 98.66%、98.22%、90.37% 和 79.89%，不同职称工作人员享受住房公积金保障人数的占比存在差异并具有显著统计学意义。

从最高文化程度来看，硕士及以上、本科、大专和高中/中专及以下学历的疾病预防控制中心工作人员享受住房公积金保障人数的占比分别为 97.06%、95.23%、84.62% 和 84.63%，不同最高文化程度工作人员享受住房公积金保障人数的占比存在差异并具有显著统计学意义。

从工龄来看，4 年及以下、5～14 年、15～24 年和 25 年及以上的疾病预防控制中心工作人员享受住房公积金保障人数的占比分别为 86.43%、90.58%、94.97% 和 97.34%，各工龄段工作人员享受住房公积金保障人数的占比存在差异并具有显著统计学意义。

表 3-15　总体享受住房公积金保障情况分析

项目		人数/人	占比/%	卡方	P
总体（有效问卷数：8 772 份）		8 148	92.89	—	—
机构级别	中国疾病预防控制中心	761	97.81	110.09	<0.001
	省级	642	95.39		
	地（市）级	1 866	96.28		
	区（县）级	4 879	90.64		
性别	男性	3 145	95.68	62.08	<0.001
	女性	5 003	91.21		
年龄	29 岁及以下	1 449	83.95	301.95	<0.001
	30～39 岁	2 600	92.66		
	40～49 岁	2 504	96.34		
	50 岁及以上	1 595	97.20		
合同类型	事业编制	7 531	98.72	3 000	<0.001
	非事业编制	617	53.98		
职称	高级	1 765	98.66	624.51	<0.001
	中级	2 874	98.22		
	初级	2 309	90.37		
	无职称	1 200	79.89		
最高文化程度	硕士及以上	1 582	97.06	312.77	<0.001
	本科	4 689	95.23		
	大专	1 431	84.62		
	高中/中专及以下	446	84.63		
工龄	4 年及以下	1 248	86.43	205.11	<0.001
	5～14 年	2 509	90.58		
	15～24 年	1 830	94.97		
	25 年及以上	2 561	97.34		

注：使用 Pearson 卡方检验。

　　由表 3-16 可知，东部、中部、西部地区共 7 994 个有效样本，享受住房公积金保障的人数为 7 387 人，占比为 92.41%。东部、中部和西部地区疾病预防控制中心工作人员享受住房公积金保障人数的占比分别为 94.82%、90.48% 和 94.34%，各地区疾病预防控制中心工作人员享受住房公积金保障人数的占比存在差异并具有显著统计学意义。

江苏省共 969 个有效样本，享受住房公积金保障的人数为 935 人，占比为 96.49%，省级、地（市）级和区（县）级疾病预防控制中心工作人员享受住房公积金保障人数的占比分别为 97.50%、99.07% 和 95.04%，各级疾病预防控制中心工作人员享受住房公积金保障人数的占比存在差异并具有显著统计学意义。

山东省共 1 387 个有效样本，享受住房公积金保障的人数为 1 299 人，占比为 93.66%，省级、地（市）级和区（县）级疾病预防控制中心工作人员享受住房公积金保障人数的占比分别为 98.80%、97.15% 和 91.27%，各级疾病预防控制中心工作人员享受住房公积金保障人数的占比存在差异并具有显著统计学意义。

湖北省共 620 个有效样本，享受住房公积金保障的人数为 589 人，占比为 95.00%，省级、地（市）级和区（县）级疾病预防控制中心工作人员享受住房公积金保障人数的占比分别为 88.75%、97.95% 和 94.78%，各级疾病预防控制中心工作人员享受住房公积金保障人数的占比存在差异并具有显著统计学意义。

江西省共 3 675 个有效样本，享受住房公积金保障的人数为 3 297 人，占比为 89.71%，省级、地（市）级和区（县）级疾病预防控制中心工作人员享受住房公积金保障人数的占比分别为 100.00%、92.18% 和 88.81%，各级疾病预防控制中心工作人员享受住房公积金保障人数的占比存在差异并具有显著统计学意义。

贵州省共 658 个有效样本，享受住房公积金保障的人数为 610 人，占比为 92.71%，省级、地（市）级和区（县）级疾病预防控制中心工作人员享受住房公积金保障人数的占比分别为 90.82%、98.15% 和 91.00%，各级疾病预防控制中心工作人员享受住房公积金保障人数的占比存在差异并具有显著统计学意义。

四川省共 685 个有效样本，享受住房公积金保障的人数为 657 人，占比为 95.91%，省级、地（市）级和区（县）级疾病预防控制中心工作人员享受住房公积金保障人数的占比分别为 99.34%、99.47% 和 92.51%，各级疾病预防控制中心工作人员享受住房公积金保障人数的占比存在差异并具有显著统计学意义。

表 3-16　地区和区域享受住房公积金保障情况分析

项目		人数/人	占比/%	P
地区 （有效样本： 7 994 个）	东部	2 234	94.82	<0.001[b]
	中部	3 886	90.48	
	西部	1 267	94.34	
	合计	7 387	92.41	—
区域（江苏） （有效样本： 969 个）	省级	39	97.50	0.003[a]
	地（市）级	321	99.07	
	区（县）级	575	95.04	
	合计	935	96.49	—
区域（山东） （有效样本： 1 387 个）	省级	82	98.80	<0.001[a]
	地（市）级	443	97.15	
	区（县）级	774	91.27	
	合计	1 299	93.66	—
区域（湖北） （有效样本： 620 个）	省级	71	88.75	0.007[a]
	地（市）级	191	97.95	
	区（县）级	327	94.78	
	合计	589	95.00	—
区域（江西） （有效样本： 3 675 个）	省级	112	100.00	<0.001[a]
	地（市）级	566	92.18	
	区（县）级	2 619	88.81	
	合计	3 297	89.71	—
区域（贵州） （有效样本： 658 个）	省级	188	90.82	0.004[a]
	地（市）级	159	98.15	
	区（县）级	263	91.00	
	合计	610	92.71	—
区域（四川） （有效样本： 685 个）	省级	150	99.34	<0.001[a]
	地（市）级	186	99.47	
	区（县）级	321	92.51	
	合计	657	95.91	—

注：[a] 使用 Fisher 精确检验；[b] 使用 Pearson 卡方检验。

3.2.2.7　子女教育的优惠政策

由表 3-17 可知，疾病预防控制中心工作人员纳入分析样本（8 772 人）享受子女教育的优惠政策的人数为 1 102 人，占比为 12.56%。

从机构级别来看，中国疾病预防控制中心、省级、地（市）级和区（县）级疾病预防控制中心工作人员享受子女教育的优惠政策人数的占比分别为 7.20%、6.54%、14.65% 和 13.34%，各级疾病预防控制中心工作人员享受子女教育的优惠政策人数的占比存在差异并具有显著统计学意义。

从性别来看，疾病预防控制中心男性和女性工作人员享受子女教育的优惠政策人数的占比分别为 14.15% 和 11.61%，不同性别工作人员享受子女教育的优惠政策人数的占比存在差异并具有显著统计学意义。

从年龄来看，29 岁及以下、30～39 岁、40～49 岁和 50 岁及以上疾病预防控制中心工作人员享受子女教育的优惠政策人数的占比分别为 8.34%、10.48%、15.24% 和 16.33%，各年龄段工作人员享受子女教育的优惠政策人数的占比存在差异并具有显著统计学意义。

从合同类型来看，事业编制和非事业编制疾病预防控制中心工作人员享受子女教育的优惠政策人数的占比分别为 13.66% 和 5.25%，不同合同类型工作人员享受子女教育的优惠政策人数的占比存在差异并具有显著统计学意义。

从职称来看，高级、中级、初级和无职称的疾病预防控制中心工作人员享受子女教育的优惠政策人数的占比分别为 11.91%、14.15%、11.78% 和 11.58%，不同职称工作人员享受子女教育的优惠政策人数的占比存在差异并具有统计学意义。

从最高文化程度来看，硕士及以上、本科、大专和高中/中专及以下学历的疾病预防控制中心工作人员享受子女教育的优惠政策人数的占比分别为 9.94%、12.29%、14.78% 和 16.13%，不同最高文化程度工作人员享受子女教育的优惠政策人数的占比存在差异并具有显著统计学意义。

从工龄来看，4 年及以下、5～14 年、15～24 年和 25 年及以上的疾病预防控制中心工作人员享受子女教育的优惠政策人数的占比分别为 8.66%、9.93%、14.32% 和 16.19%，各工龄段工作人员享受子女教育的优惠政策人数的占比存在差异并具有显著统计学意义。

表 3-17　总体享受子女教育的优惠政策情况分析

项目		人数/人	占比/%	卡方	P
总体（有效问卷数：8 772 份）		1 102	12.56	—	—
机构级别	中国疾病预防控制中心	56	7.20	53.29	<0.001
	省级	44	6.54		
	地（市）级	284	14.65		
	区（县）级	718	13.34		
性别	男性	465	14.15	12.01	0.001
	女性	637	11.61		
年龄	29 岁及以下	144	8.34	77.22	<0.001
	30～39 岁	294	10.48		
	40～49 岁	396	15.24		
	50 岁及以上	268	16.33		
合同类型	事业编制	1 042	13.66	63.99	<0.001
	非事业编制	60	5.25		
职称	高级	213	11.91	10.14	0.017
	中级	414	14.15		
	初级	301	11.78		
	无职称	174	11.58		
最高文化程度	硕士及以上	162	9.94	24.26	<0.001
	本科	605	12.29		
	大专	250	14.78		
	高中/中专及以下	85	16.13		
工龄	4 年及以下	125	8.66	74.54	<0.001
	5～14 年	275	9.93		
	15～24 年	276	14.32		
	25 年及以上	426	16.19		

注：使用 Pearson 卡方检验。

　　由表 3-18 可知，东部、中部、西部地区共 7 994 个有效样本，享受子女教育的优惠政策的人数为 1 046 人，占比为 13.08%。东部、中部和西部地区疾病预防控制中心工作人员享受子女教育的优惠政策人数的占比分别为 16.85%、12.22% 和

9.23%，各地区疾病预防控制中心工作人员享受子女教育的优惠政策人数的占比存在差异并具有显著统计学意义。

江苏省共 969 个有效样本，享受子女教育的优惠政策的人数为 161 人，占比为 16.62%，省级、地（市）级和区（县）级疾病预防控制中心工作人员享受子女教育的优惠政策人数的占比分别为 10.00%、20.37% 和 15.04%，各级疾病预防控制中心工作人员享受子女教育的优惠政策人数的占比存在差异并具有显著统计学意义。

山东省共 1 387 个有效样本，享受子女教育的优惠政策的人数为 236 人，占比为 17.02%，省级、地（市）级和区（县）级疾病预防控制中心工作人员享受子女教育的优惠政策人数的占比分别为 14.46%、18.42% 和 16.51%。

湖北省共 620 个有效样本，享受子女教育的优惠政策的人数为 86 人，占比为 13.87%，省级、地（市）级和区（县）级疾病预防控制中心工作人员享受子女教育的优惠政策人数的占比分别为 6.25%、12.82% 和 16.23%。

江西省共 3 675 个有效样本，享受子女教育的优惠政策的人数为 439 人，占比为 11.95%，省级、地（市）级和区（县）级疾病预防控制中心工作人员享受子女教育的优惠政策人数的占比分别为 3.57%、12.21% 和 12.21%，各级疾病预防控制中心工作人员享受子女教育的优惠政策人数的占比存在差异并具有统计学意义。

贵州省共 658 个有效样本，享受子女教育的优惠政策的人数为 69 人，占比为 10.49%，省级、地（市）级和区（县）级疾病预防控制中心工作人员享受子女教育的优惠政策人数的占比分别为 4.35%、9.88% 和 15.22%，各级疾病预防控制中心工作人员享受子女教育的优惠政策人数的占比存在差异并具有显著统计学意义。

四川省共 685 个有效样本，享受子女教育的优惠政策的人数为 55 人，占比为 8.03%，省级、地（市）级和区（县）级疾病预防控制中心工作人员享受子女教育的优惠政策人数的占比分别为 6.62%、9.63% 和 7.78%。

表 3-18 地区和区域享受子女教育的优惠政策情况分析

项目		人数/人	占比/%	卡方	P
地区 （有效样本： 7 994 个）	东部	397	16.85	49.70	＜0.001
	中部	525	12.22		
	西部	124	9.23		
	合计	1 046	13.08	—	—
区域（江苏） （有效样本： 969）	省级	4	10.00	5.64	＜0.001
	地（市）级	66	20.37		
	区（县）级	91	15.04		
	合计	161	16.62	—	—
区域（山东） （有效样本： 1 387 个）	省级	12	14.46	1.18	0.555
	地（市）级	84	18.42		
	区（县）级	140	16.51		
	合计	236	17.02	—	—
区域（湖北） （有效样本： 620 个）	省级	5	6.25	5.68	0.058
	地（市）级	25	12.82		
	区（县）级	56	16.23		
	合计	86	13.87	—	—
区域（江西） （有效样本： 3 675 个）	省级	4	3.57	7.70	0.021
	地（市）级	75	12.21		
	区（县）级	360	12.21		
	合计	439	11.95	—	—
区域（贵州） （有效样本： 658 个）	省级	9	4.35	15.29	＜0.001
	地（市）级	16	9.88		
	区（县）级	44	15.22		
	合计	69	10.49	—	—
区域（四川） （有效样本： 685 个）	省级	10	6.62	1.08	0.583
	地（市）级	18	9.63		
	区（县）级	27	7.78		
	合计	55	8.03	—	—

注：使用 Pearson 卡方检验。

3.2.2.8　其他各类福利

由表 3-19 可知，疾病预防控制中心工作人员纳入分析样本（8 772 人）享受其他各类福利的人数为 171 人，占比为 1.95%。

从机构级别来看，中国疾病预防控制中心、省级、地（市）级和区（县）级疾病预防控制中心工作人员享受其他各类福利人数的占比分别为 1.41%、1.04%、1.75% 和 2.21%，各级疾病预防控制中心工作人员享受其他各类福利人数的占比存在差异并具有显著统计学意义。

从性别来看，疾病预防控制中心男性和女性工作人员享受其他各类福利人数的占比分别为 2.40% 和 1.68%，不同性别工作人员享受其他各类福利人数的占比存在差异并具有统计学意义。

从年龄来看，29 岁及以下、30～39 岁、40～49 岁和 50 岁及以上疾病预防控制中心工作人员享受其他各类福利人数的占比分别为 1.85%、2.00%、1.65% 和 2.44%。

从合同类型来看，事业编制和非事业编制疾病预防控制中心工作人员享受其他各类福利人数的占比分别为 1.84% 和 2.71%，不同合同类型的工作人员享受其他各类福利人数的占比存在差异并具有统计学意义。

从职称来看，高级、中级、初级和无职称的疾病预防控制中心工作人员享受其他各类福利人数的占比分别为 1.62%、2.08%、2.31% 和 1.46%。

从最高文化程度来看，硕士及以上、本科、大专和高中/中专及以下学历的疾病预防控制中心工作人员享受其他各类福利人数的占比分别为 1.35%、1.83%、2.54% 和 3.04%，不同最高文化程度工作人员享受其他各类福利人数的占比存在差异并具有统计学意义。

从工龄来看，4 年及以下、5～14 年、15～24 年和 25 年及以上的疾病预防控制中心工作人员享受其他各类福利人数的占比分别为 1.73%、1.84%、1.71% 和 2.36%。

表 3-19　总体享受其他各类福利情况分析

项目		人数/人	占比/%	卡方	P
总体（有效问卷数：8 772 份）		171	1.95	—	—
机构级别	中国疾病预防控制中心	11	1.41	6.39	0.004
	省级	7	1.04		
	地（市）级	34	1.75		
	区（县）级	119	2.21		
性别	男性	79	2.40	5.67	0.017
	女性	92	1.68		
年龄	29 岁及以下	32	1.85	3.34	0.342
	30～39 岁	56	2.00		
	40～49 岁	43	1.65		
	50 岁及以上	40	2.44		
合同类型	事业编制	140	1.84	4.00	0.045
	非事业编制	31	2.71		
职称	高级	29	1.62	4.87	0.182
	中级	61	2.08		
	初级	59	2.31		
	无职称	22	1.46		
最高文化程度	硕士及以上	22	1.35	9.82	0.020
	本科	90	1.83		
	大专	43	2.54		
	高中/中专及以下	16	3.04		
工龄	4 年及以下	25	1.73	3.38	0.337
	5～14 年	51	1.84		
	15～24 年	33	1.71		
	25 年及以上	62	2.36		

注：使用 Pearson 卡方检验。

　　由表 3-20 可知，东部、中部、西部地区共 7 994 个有效样本，享受其他各类福利的人数为 160 人，占比为 2.00%。东部、中部和西部地区疾病预防控制中心工作人员享受其他各类福利人数的占比分别为 1.32%、2.61%和 1.27%，各地区疾病预防控制中心工作人员享受其他各类福利人数的占比存在差异并具有显著统计学意义。

江苏省共 969 个有效样本,享受其他各类福利的人数为 17 人,占比为 1.75%,省级、地(市)级和区(县)级疾病预防控制中心工作人员享受其他各类福利人数的占比分别为 0.00、2.78% 和 1.32%。

山东省共 1 387 个有效样本,享受其他各类福利的人数为 14 人,占比为 1.01%,省级、地(市)级和区(县)级疾病预防控制中心工作人员享受其他各类福利人数的占比分别为 0.00、1.32% 和 0.94%。

湖北省共 620 个有效样本,享受其他各类福利的人数为 22 人,占比为 3.55%,省级、地(市)级和区(县)级疾病预防控制中心工作人员享受其他各类福利人数的占比分别为 2.50%、3.08% 和 4.06%。

江西省共 3 675 个有效样本,享受其他各类福利的人数为 90 人,占比为 2.45%,省级、地(市)级和区(县)级疾病预防控制中心工作人员享受其他各类福利人数的占比分别为 0.89%、1.47% 和 2.71%。

贵州省共 658 个有效样本,享受其他各类福利的人数为 5 人,占比为 0.76%,省级、地(市)级和区(县)级疾病预防控制中心工作人员享受其他各类福利人数的占比分别为 0.48%、0.00 和 1.38%。

四川省共 685 个有效样本,享受其他各类福利的人数为 12 人,占比为 1.75%,省级、地(市)级和区(县)级疾病预防控制中心工作人员享受其他各类福利人数的占比分别为 1.99%、2.14% 和 1.44%。

表 3-20　地区和区域享受其他各类福利情况分析

项目		人数/人	占比/%	P
地区 (有效样本: 7 994 个)	东部	31	1.32	<0.001[b]
	中部	112	2.61	
	西部	17	1.27	
	合计	160	2.00	—
区域(江苏) (有效样本: 969 个)	省级	0	0.00	0.254[a]
	地(市)级	9	2.78	
	区(县)级	8	1.32	
	合计	17	1.75	—

项目		人数/人	占比/%	P
区域（山东） （有效样本： 1 387 个）	省级	0	0.00	0.657[a]
	地（市）级	6	1.32	
	区（县）级	8	0.94	
	合计	14	1.01	—
区域（湖北） （有效样本： 620 个）	省级	2	2.50	0.822[a]
	地（市）级	6	3.08	
	区（县）级	14	4.06	
	合计	22	3.55	—
区域（江西） （有效样本： 3 675 个）	省级	1	0.89	0.122[a]
	地（市）级	9	1.47	
	区（县）级	80	2.71	
	合计	90	2.45	—
区域（贵州） （有效样本： 658 个）	省级	1	0.48	0.325[a]
	地（市）级	0	0.00	
	区（县）级	4	1.38	
	合计	5	0.76	—
区域（四川） （有效样本： 685 个）	省级	3	1.99	0.799[a]
	地（市）级	4	2.14	
	区（县）级	5	1.44	
	合计	12	1.75	—

注：[a] 使用 Fisher 精确检验；[b] 使用 Pearson 卡方检验。

3.2.3 福利水平评价分析

由表 3-21 可知，疾病预防控制中心工作人员纳入分析样本（8 772 人）对福利水平感觉"较好"和"非常好"的人数为 1 440 人，占比 16.42%。

从机构级别来看，中国疾病预防控制中心、省级、地（市）级和区（县）级疾病预防控制中心工作人员感觉"较好"和"非常好"的占比分别为 9.77%、15.01%、19.40% 和 16.48%，各级疾病预防控制中心工作人员感觉"较好"和"非常好"的占比存在差异并具有显著统计学意义。

从性别来看，疾病预防控制中心男性和女性工作人员感觉"较好"和"非常好"的占比分别为 13.81% 和 17.98%，不同性别工作人员感觉"较好"和"非常好"的占比存在差异并具有显著统计学意义。

从年龄来看，29 岁及以下、30～39 岁、40～49 岁和 50 岁及以上疾病预防控制中心工作人员感觉"较好"和"非常好"的占比分别为 28.51%、15.50%、12.24% 和 11.88%，各年龄段工作人员感觉"较好"和"非常好"的占比存在差异并具有显著统计学意义。

从合同类型来看，事业编制和非事业编制疾病预防控制中心工作人员感觉"较好"和"非常好"的占比分别为 14.60% 和 28.52%，不同合同类型工作人员感觉"较好"和"非常好"的占比存在差异并具有显著统计学意义。

从职称来看，高级、中级、初级和无职称的疾病预防控制中心工作人员感觉"较好"和"非常好"的占比分别为 10.45%、12.47%、19.84% 和 25.37%，不同职称工作人员感觉"较好"和"非常好"的占比存在差异并具有显著统计学意义。

从最高文化程度来看，硕士及以上、本科、大专和高中/中专及以下学历的疾病预防控制中心工作人员感觉"较好"和"非常好"的占比分别为 16.07%、15.70%、18.57% 和 17.27%，不同最高文化程度工作人员感觉"较好"和"非常好"的占比存在差异并具有统计学意义。

从工龄来看，4 年及以下、5～14 年、15～24 年和 25 年及以上的疾病预防控制中心工作人员感觉"较好"和"非常好"的占比分别为 28.53%、16.61%、13.75% 和 11.52%，各工龄段工作人员感觉"较好"和"非常好"的占比存在差异并具有显著统计学意义。

表 3-21 总体福利水平评价情况分析

项目		感觉"较好"和"非常好"的人数/人	占比/%	卡方	P
总体（有效问卷数：8 772 份）		1 440	16.42	—	—
机构级别	中国疾病预防控制中心	76	9.77	38.63	<0.001
	省级	101	15.01		
	地（市）级	376	19.40		
	区（县）级	887	16.48		
性别	男性	454	13.81	25.98	<0.001
	女性	986	17.98		

项目		感觉"较好"和"非常好"的人数/人	占比/%	卡方	P
年龄	29 岁及以下	492	28.51	243.23	<0.001
	30~39 岁	435	15.50		
	40~49 岁	318	12.24		
	50 岁及以上	195	11.88		
合同类型	事业编制	1 114	14.60	140.37	<0.001
	非事业编制	326	28.52		
职称	高级	187	10.45	189.06	<0.001
	中级	365	12.47		
	初级	507	19.84		
	无职称	381	25.37		
最高文化程度	硕士及以上	262	16.07	7.98	0.046
	本科	773	15.70		
	大专	314	18.57		
	高中/中专及以下	91	17.27		
工龄	4 年及以下	412	28.53	210.56	<0.001
	5~14 年	460	16.61		
	15~24 年	265	13.75		
	25 年及以上	303	11.52		

注：使用 Pearson 卡方检验。

　　由表 3-22 可知，东部、中部、西部地区共 7 994 个有效样本。其中，感觉"较好"和"非常好"的人数为 1 364 人，占比为 17.06%。东部、中部和西部地区疾病预防控制中心工作人员感觉"较好"和"非常好"的占比分别为 26.53%、13.81% 和 10.87%，各地区疾病预防控制中心工作人员感觉"较好"和"非常好"的占比存在差异并具有显著统计学意义。

　　江苏省共 969 个有效样本。其中，感觉"较好"和"非常好"的人数为 205 人，占比为 21.16%，省级、地（市）级和区（县）级疾病预防控制中心工作人员感觉"较好"和"非常好"的占比分别为 42.50%、22.22% 和 19.17%，各级疾病预防控制中心工作人员感觉"较好"和"非常好"的占比存在差异并具有显著统计学意义。

山东省共 1 387 个有效样本。其中，感觉"较好"和"非常好"的人数为 420 人，占比为 30.28%，省级、地（市）级和区（县）级疾病预防控制中心工作人员感觉"较好"和"非常好"的占比分别为 40.96%、37.28% 和 25.47%，各级疾病预防控制中心工作人员感觉"较好"和"非常好"的占比存在差异并具有显著统计学意义。

湖北省共 620 个有效样本。其中，感觉"较好"和"非常好"的人数为 145 人，占比为 23.39%，省级、地（市）级和区（县）级疾病预防控制中心工作人员感觉"较好"和"非常好"的占比分别为 28.75%、24.10% 和 21.74%。

江西省共 3 675 个有效样本。其中，感觉"较好"和"非常好"的人数为 448 人，占比为 12.19%，省级、地（市）级和区（县）级疾病预防控制中心工作人员感觉"较好"和"非常好"的占比分别为 1.79%、9.12% 和 13.22%，各级疾病预防控制中心工作人员感觉"较好"和"非常好"的占比存在差异并具有显著统计学意义。

贵州省共 658 个有效样本。其中，感觉"较好"和"非常好"的人数为 73 人，占比为 11.09%，省级、地（市）级和区（县）级疾病预防控制中心工作人员感觉"较好"和"非常好"的占比分别为 9.66%、8.02% 和 13.84%。

四川省共 685 个有效样本。其中，感觉"较好"和"非常好"的人数为 73 人，占比为 10.66%，省级、地（市）级和区（县）级疾病预防控制中心工作人员感觉"较好"和"非常好"的占比分别为 3.31%、9.63% 和 14.41%，各级疾病预防控制中心工作人员感觉"较好"和"非常好"的占比存在差异并具有显著统计学意义。

表 3-22　地区和区域福利水平评价情况分析

项目		感觉"较好"和"非常好"的人数/人	占比/%	卡方	P
地区（有效样本：7 994 个）	东部	625	26.53	217.71	<0.001
	中部	593	13.81		
	西部	146	10.87		
	合计	1 364	17.06	—	—
区域（江苏）（有效样本：969 个）	省级	17	42.50	12.57	0.002
	地（市）级	72	22.22		
	区（县）级	116	19.17		
	合计	205	21.16	—	—

项目		感觉"较好"和"非常好"的人数/人	占比/%	卡方	P
区域（山东）（有效样本：1 387 个）	省级	34	40.96	24.36	<0.001
	地（市）级	170	37.28		
	区（县）级	216	25.47		
	合计	420	30.28	—	—
区域（湖北）（有效样本：620 个）	省级	23	28.75	1.86	0.394
	地（市）级	47	24.10		
	区（县）级	75	21.74		
	合计	145	23.39	—	—
区域（江西）（有效样本：3 675 个）	省级	2	1.79	19.68	<0.001
	地（市）级	56	9.12		
	区（县）级	390	13.22		
	合计	448	12.19	—	—
区域（贵州）（有效样本：658 个）	省级	20	9.66	4.19	0.123
	地（市）级	13	8.02		
	区（县）级	40	13.84		
	合计	73	11.09	—	—
区域（四川）（有效样本：685 个）	省级	5	3.31	13.90	0.001
	地（市）级	18	9.63		
	区（县）级	50	14.41		
	合计	73	10.66	—	—

注：使用 Pearson 卡方检验。

3.3 工作与生活便利情况分析

由表 3-23 可知，疾病预防控制中心工作人员纳入分析样本（8 772 人）对工作与生活便利感觉"比较方便"和"非常方便"的人数为 4 562 人，占比为 52.01%。

从机构级别来看，中国疾病预防控制中心、省级、地（市）级和区（县）级疾病预防控制中心工作人员感觉"比较方便"和"非常方便"的占比分别为 34.96%、58.99%、51.39% 和 53.82%，各级疾病预防控制中心工作人员感觉"比较方便"和"非常方便"的占比存在差异并具有显著统计学意义。

　　从性别来看，疾病预防控制中心男性和女性工作人员感觉"比较方便"和"非常方便"的占比分别为 48.25% 和 54.26%，不同性别工作人员感觉"比较方便"和"非常方便"的占比存在差异并具有显著统计学意义。

　　从年龄来看，29 岁及以下、30～39 岁、40～49 岁和 50 岁及以上疾病预防控制中心工作人员感觉"比较方便"和"非常方便"的占比分别为 52.26%、51.60%、53.14% 和 50.64%。

　　从合同类型来看，事业编制和非事业编制疾病预防控制中心工作人员感觉"比较方便"和"非常方便"的占比分别为 50.29% 和 63.43%，不同合同类型工作人员感觉"比较方便"和"非常方便"的占比存在差异并具有显著统计学意义。

　　从职称来看，高级、中级、初级和无职称的疾病预防控制中心工作人员感觉"比较方便"和"非常方便"的占比分别为 49.52%、51.64%、52.52% 和 54.79%，不同职称工作人员感觉"比较方便"和"非常方便"的占比存在差异并具有统计学意义。

　　从最高文化程度来看，硕士及以上、本科、大专和高中/中专及以下学历的疾病预防控制中心工作人员感觉"比较方便"和"非常方便"的占比分别为 47.36%、51.38%、58.07% 和 52.75%，不同最高文化程度工作人员感觉"比较方便"和"非常方便"的占比存在差异并具有显著统计学意义。

　　从工龄来看，4 年及以下、5～14 年、15～24 年和 25 年及以上的疾病预防控制中心工作人员感觉"比较方便"和"非常方便"的占比分别为 51.52%、50.90%、54.13% 和 51.88%。

表 3-23　总体工作与生活便利情况分析

项目		感觉"比较方便"和"非常方便"的人数/人	占比/%	卡方	P
总体（有效问卷数：8 772 份）		4 562	52.01	—	—
机构级别	中国疾病预防控制中心	272	34.96	111.07	<0.001
	省级	397	58.99		
	地（市）级	996	51.39		
	区（县）级	2 897	53.82		
性别	男性	1 586	48.25	29.71	<0.001
	女性	2 976	54.26		

项目		感觉"比较方便"和"非常方便"的人数/人	占比/%	卡方	P
年龄	29 岁及以下	902	52.26	2.78	0.426
	30～39 岁	1 448	51.60		
	40～49 岁	1 381	53.14		
	50 岁及以上	831	50.64		
合同类型	事业编制	3 837	50.29	68.71	<0.001
	非事业编制	725	63.43		
职称	高级	886	49.52	9.52	0.023
	中级	1 511	51.64		
	初级	1 342	52.52		
	无职称	823	54.79		
最高文化程度	硕士及以上	772	47.36	39.90	<0.001
	本科	2 530	51.38		
	大专	982	58.07		
	高中/中专及以下	278	52.75		
工龄	4 年及以下	744	51.52	4.97	0.174
	5～14 年	1 410	50.90		
	15～24 年	1 043	54.13		
	25 年及以上	1 365	51.88		

注：使用 Pearson 卡方检验。

由表 3-24 可知，东部、中部、西部地区共 7 994 个有效样本。其中，感觉"比较方便"和"非常方便"的人数为 4 290 人，占比为 53.67%。东部、中部和西部地区疾病预防控制中心工作人员感觉"比较方便"和"非常方便"的占比分别为 59.51%、51.55% 和 50.19%，各地区疾病预防控制中心工作人员感觉"比较方便"和"非常方便"的占比存在差异并具有显著统计学意义。

江苏省共 969 个有效样本。其中，感觉"比较方便"和"非常方便"的人数为 566 人，占比为 58.41%，省级、地（市）级和区（县）级疾病预防控制中心工作人员感觉"比较方便"和"非常方便"的占比分别为 82.50%、62.65% 和 54.55%，各级疾病预防控制中心工作人员感觉"比较方便"和"非常方便"的占比存在差异并具有显著统计学意义。

山东省共 1 387 个有效样本。其中，感觉"比较方便"和"非常方便"的人数为 836 人，占比为 60.27%，省级、地（市）级和区（县）级疾病预防控制中心工作人员感觉"比较方便"和"非常方便"的占比分别为 73.49%、59.87% 和 59.20%，各级疾病预防控制中心工作人员感觉"比较方便"和"非常方便"的占比存在差异并具有统计学意义。

湖北省共 620 个有效样本。其中，感觉"比较方便"和"非常方便"的人数为 353 人，占比为 56.94%，省级、地（市）级和区（县）级疾病预防控制中心工作人员感觉"比较方便"和"非常方便"的占比分别为 61.25%、48.21% 和 60.87%，各级疾病预防控制中心工作人员感觉"比较方便"和"非常方便"的占比存在差异并具有统计学意义。

江西省共 3 675 个有效样本。其中，感觉"比较方便"和"非常方便"的人数为 1 861 人，占比为 50.64%，省级、地（市）级和区（县）级疾病预防控制中心工作人员感觉"比较方便"和"非常方便"的占比分别为 44.64%、47.23% 和 51.58%。

贵州省共 658 个有效样本。其中，感觉"比较方便"和"非常方便"的人数为 307 人，占比为 46.66%，省级、地（市）级和区（县）级疾病预防控制中心工作人员感觉"比较方便"和"非常方便"的占比分别为 56.04%、29.01% 和 49.83%，各级疾病预防控制中心工作人员感觉"比较方便"和"非常方便"的占比存在差异并具有显著统计学意义。

四川省共 685 个有效样本。其中，感觉"比较方便"和"非常方便"的人数为 367 人，占比为 53.58%，省级、地（市）级和区（县）级疾病预防控制中心工作人员感觉"比较方便"和"非常方便"的占比分别为 58.28%、47.59% 和 54.76%。

表 3-24　地区和区域工作与生活便利情况分析

项目		感觉"比较方便"和"非常方便"的人数/人	占比/%	卡方	P
地区（有效样本：7 994 个）	东部	1 402	59.51	46.62	<0.001
	中部	2 214	51.55		
	西部	674	50.19		
	合计	4 290	53.67	—	—
区域（江苏）（有效样本：969 个）	省级	33	82.50	15.68	<0.001
	地（市）级	203	62.65		
	区（县）级	330	54.55		
	合计	566	58.41	—	—

项目		感觉"比较方便"和"非常方便"的人数/人	占比/%	卡方	P
区域（山东） （有效样本： 1 387 个）	省级	61	73.49	6.50	0.039
	地（市）级	273	59.87		
	区（县）级	502	59.20		
	合计	836	60.27	—	—
区域（湖北） （有效样本： 620 个）	省级	49	61.25	8.85	0.012
	地（市）级	94	48.21		
	区（县）级	210	60.87		
	合计	353	56.94	—	—
区域（江西） （有效样本： 3 675 个）	省级	50	44.64	5.50	0.064
	地（市）级	290	47.23		
	区（县）级	1 521	51.58		
	合计	1 861	50.64	—	—
区域（贵州） （有效样本： 658 个）	省级	116	56.04	28.75	<0.001
	地（市）级	47	29.01		
	区（县）级	144	49.83		
	合计	307	46.66	—	—
区域（四川） （有效样本： 685 个）	省级	88	58.28	4.23	0.121
	地（市）级	89	47.59		
	区（县）级	190	54.76		
	合计	367	53.58	—	—

注：使用 Pearson 卡方检验。

3.4　硬件设施情况分析

由表 3-25 可知，疾病预防控制中心工作人员纳入分析样本（8 772 人）对单位硬件设施是否能满足需求感觉"大部分时候能"和"总是能"的人数为 5 057 人，占比为 57.65%。

从机构级别来看，中国疾病预防控制中心、省级、地（市）级和区（县）级疾病预防控制中心工作人员感觉"大部分时候能"和"总是能"的占比分别为53.34%、66.27%、59.75% 和 56.44%，各级疾病预防控制中心工作人员感觉"大部分时候能"和"总是能"的占比存在差异并具有显著统计学意义。

　　从性别来看，疾病预防控制中心男性和女性工作人员感觉"大部分时候能"和"总是能"的占比分别为 55.49% 和 58.94%，不同性别工作人员感觉"大部分时候能"和"总是能"的占比存在差异并具有显著统计学意义。

　　从年龄来看，29 岁及以下、30～39 岁、40～49 岁和 50 岁及以上疾病预防控制中心工作人员感觉"大部分时候能"和"总是能"的占比分别为 58.92%、57.84%、57.25% 和 56.61%。

　　从合同类型来看，事业编制和非事业编制疾病预防控制中心工作人员感觉"大部分时候能"和"总是能"的占比分别为 56.55% 和 65.00%，不同合同类型工作人员感觉"大部分时候能"和"总是能"的占比存在差异并具有显著统计学意义。

　　从职称来看，高级、中级、初级和无职称的疾病预防控制中心工作人员感觉"大部分时候能"和"总是能"的占比分别为 56.51%、56.90%、57.77% 和 60.25%。

　　从最高文化程度来看，硕士及以上、本科、大专和高中/中专及以下学历的疾病预防控制中心工作人员感觉"大部分时候能"和"总是能"的占比分别为 57.85%、56.56%、60.38% 和 58.44%。

　　从工龄来看，4 年及以下、5～14 年、15～24 年和 25 年及以上的疾病预防控制中心工作人员感觉"大部分时候能"和"总是能"的占比分别为 59.21%、57.98%、57.24% 和 56.75%。

表 3-25　总体硬件设施情况分析

项目		感觉"大部分时候能"和"总是能"的人数/人	占比/%	卡方	P
总体（有效问卷数：8 772 份）		5 057	57.65	—	—
机构级别	中国疾病预防控制中心	415	53.34	33.15	<0.001
	省级	446	66.27		
	地（市）级	1 158	59.75		
	区（县）级	3 038	56.44		
性别	男性	1 824	55.49	10.03	0.002
	女性	3 233	58.94		
年龄	29 岁及以下	1 017	58.92	2.08	0.556
	30～39 岁	1 623	57.84		
	40～49 岁	1 488	57.25		
	50 岁及以上	929	56.61		

项目		感觉"大部分时候能"和"总是能"的人数/人	占比/%	卡方	P
合同类型	事业编制	4 314	56.55	29.12	<0.001
	非事业编制	743	65.00		
职称	高级	1 011	56.51	5.80	0.122
	中级	1 665	56.90		
	初级	1 476	57.77		
	无职称	905	60.25		
最高文化程度	硕士及以上	943	57.85	7.72	0.052
	本科	2 785	56.56		
	大专	1 021	60.38		
	高中/中专及以下	308	58.44		
工龄	4 年及以下	855	59.21	2.58	0.462
	5～14 年	1 606	57.98		
	15～24 年	1 103	57.24		
	25 年及以上	1 493	56.75		

注：使用 Pearson 卡方检验。

由表 3-26 可知，东部、中部、西部地区共 7 994 个有效样本。其中，感觉"大部分时候能"和"总是能"的人数为 4 642 人，占比为 58.07%。东部、中部和西部地区疾病预防控制中心工作人员感觉"大部分时候能"和"总是能"的占比分别为 63.62%、54.41%和 60.01%，各地区疾病预防控制中心工作人员感觉"大部分时候能"和"总是能"的占比存在差异并具有显著统计学意义。

江苏省共 969 个有效样本。其中，感觉"大部分时候能"和"总是能"的人数为 593 人，占比为 61.20%，省级、地（市）级和区（县）级疾病预防控制中心工作人员感觉"大部分时候能"和"总是能"的占比分别为 77.50%、66.05%和57.52%，各级疾病预防控制中心工作人员感觉"大部分时候能"和"总是能"的占比存在差异并具有显著统计学意义。

山东省共 1 387 个有效样本。其中，感觉"大部分时候能"和"总是能"的人数为 906 人，占比为 65.32%，省级、地（市）级和区（县）级疾病预防控制中心工作人员感觉"大部分时候能"和"总是能"的占比分别为 77.11%、70.18%和61.56%，各级疾病预防控制中心工作人员感觉"大部分时候能"和"总是能"的占比存在差异并具有显著统计学意义。

湖北省共 620 个有效样本。其中，感觉"大部分时候能"和"总是能"的人数为 392 人，占比为 63.23%，省级、地（市）级和区（县）级疾病预防控制中心工作人员感觉"大部分时候能"和"总是能"的占比分别为 67.50%、64.10%和 61.74%。

江西省共 3 675 个有效样本。其中，感觉"大部分时候能"和"总是能"的人数为 1 945 人，占比为 52.93%，省级、地（市）级和区（县）级疾病预防控制中心工作人员感觉"大部分时候能"和"总是能"的占比分别为 51.79%、50.65%和 53.44%。

贵州省共 658 个有效样本。其中，感觉"大部分时候能"和"总是能"的人数为 427 人，占比为 64.89%，省级、地（市）级和区（县）级疾病预防控制中心工作人员感觉"大部分时候能"和"总是能"的占比分别为 64.25%、63.58%和 66.09%。

四川省共 685 个有效样本。其中，感觉"大部分时候能"和"总是能"的人数为 379 人，占比为 55.33%，省级、地（市）级和区（县）级疾病预防控制中心工作人员感觉"大部分时候能"和"总是能"的占比分别为 70.20%、45.45%和 54.18%，各级疾病预防控制中心工作人员感觉"大部分时候能"和"总是能"的占比存在差异并具有显著统计学意义。

表 3-26　地区和区域硬件设施情况分析

项目		感觉"大部分时候能"和"总是能"的人数/人	占比/%	卡方	P
地区 （有效样本： 7 994 个）	东部	1 499	63.62	55.54	<0.001
	中部	2 337	54.41		
	西部	806	60.01		
	合计	4 642	58.07	—	—
区域（江苏） （有效样本： 969 个）	省级	31	77.50	11.13	0.004
	地（市）级	214	66.05		
	区（县）级	348	57.52		
	合计	593	61.20	—	—

项目		感觉"大部分时候能"和"总是能"的人数/人	占比/%	卡方	P
区域（山东）（有效样本：1 387 个）	省级	64	77.11	15.14	0.001
	地（市）级	320	70.18		
	区（县）级	522	61.56		
	合计	906	65.32	—	—
区域（湖北）（有效样本：620 个）	省级	54	67.50	1.02	0.600
	地（市）级	125	64.10		
	区（县）级	213	61.74		
	合计	392	63.23	—	—
区域（江西）（有效样本：3 675 个）	省级	58	51.79	1.65	0.439
	地（市）级	311	50.65		
	区（县）级	1 576	53.44		
	合计	1 945	52.93	—	—
区域（贵州）（有效样本：658 个）	省级	133	64.25	0.34	0.843
	地（市）级	103	63.58		
	区（县）级	191	66.09		
	合计	427	64.89	—	—
区域（四川）（有效样本：685 个）	省级	106	70.20	21.07	<0.001
	地（市）级	85	45.45		
	区（县）级	188	54.18		
	合计	379	55.33	—	—

注：使用 Pearson 卡方检验。

3.5 培训情况分析

3.5.1 培训次数

由表 3-27 可知，疾病预防控制中心共 8 772 个有效样本，2021 年接受培训的次数中值为 3 次，同时，从机构级别、性别、年龄、合同类型、职称、最高文化程度和工龄各个分类来看，中国疾病预防控制中心纳入分析人员 2021 年接受培训的次数中值为 1 次，无职称人员、学历在硕士及以上和高中/中专及以下的为 2 次，其余分类下的人员 2021 年接受培训的次数中值均为 3 次，其中，除了性别以外的其他各个分类下的各个类别的疾病预防控制中心工作人员，2021 年接受培训的次数分布之间的差异均具有显著统计学意义。

表 3-27　总体培训次数分析

项目		中值（四分位数间距）/次	H	P
总体（有效问卷数：8 772 份）		3（1～6）	—	—
机构级别	中国疾病预防控制中心	1（0～3）	377.17	<0.001
	省级	3（1～5）		
	地（市）级	3（2～7）		
	区（县）级	3（1～6）		
性别	男性	3（1～5）	0.31	0.578
	女性	3（1～6）		
年龄	29 岁及以下	3（1～5）	20.79	<0.001
	30～39 岁	3（1～5）		
	40～49 岁	3（1～6）		
	50 岁及以上	3（1～6）		
合同类型	事业编制	3（1～6）	20.02	<0.001
	非事业编制	3（0～5）		
职称	高级	3（2～6）	103.75	<0.001
	中级	3（1～6）		
	初级	3（1～5）		
	无职称	2（0～5）		
最高文化程度	硕士及以上	2（1～5）	72.39	<0.001
	本科	3（1～6）		
	大专	3（1～5）		
	高中/中专及以下	2（0～5）		
工龄	4 年及以下	3（1～5）	24.23	<0.001
	5～14 年	3（1～5）		
	15～24 年	3（1～6）		
	25 年及以上	3（1～6）		

注：使用 Kruskal-Wallis 检验；H 为其统计量。

由表 3-28 可知，东部、中部、西部地区共 7 994 个有效样本，2021 年接受培训的次数中值为 3 次。东部、中部和西部地区疾病预防控制中心工作人员的中值分别为 4 次、3 次和 3 次，不同地区的疾病预防控制中心工作人员 2021 年接受培训的次数分布之间的差异具有显著统计学意义。

江苏省共 969 个有效样本，2021 年接受培训的次数中值为 4 次，省级、地（市）级和区（县）级疾病预防控制中心工作人员的中值分别为 3 次、4 次和 5 次，各级疾病预防控制中心工作人员 2021 年接受培训的次数分布之间的差异具有显著统计学意义。

山东省共 1 387 个有效样本，2021 年接受培训的次数中值为 3 次，省级、地（市）级和区（县）级疾病预防控制中心工作人员的中值均为 3 次。

湖北省共 620 个有效样本，2021 年接受培训的次数中值为 3 次，省级、地（市）级和区（县）级疾病预防控制中心工作人员的中值分别为 3 次、3 次和 5 次，各级疾病预防控制中心工作人员 2021 年接受培训的次数分布之间的差异具有显著统计学意义。

江西省共 3 675 个有效样本，2021 年接受培训的次数中值为 3 次，省级、地（市）级和区（县）级疾病预防控制中心工作人员的中值分别为 1 次、3 次和 3 次，各级疾病预防控制中心工作人员 2021 年接受培训的次数分布之间的差异具有显著统计学意义。

贵州省共 658 个有效样本，2021 年接受培训的次数中值为 3 次，省级、地（市）级和区（县）级疾病预防控制中心工作人员的中值分别为 5 次、3 次和 3 次，各级疾病预防控制中心工作人员 2021 年接受培训的次数分布之间的差异具有显著统计学意义。

四川省共 685 个有效样本，2021 年接受培训的次数中值为 2 次，省级、地（市）级和区（县）级疾病预防控制中心工作人员的中值分别为 2 次、3 次和 2 次，各级疾病预防控制中心工作人员 2021 年接受培训的次数分布之间的差异具有显著统计学意义。

表 3-28 地区和区域培训次数分析

项目		中值（四分位数间距）/次	H	P
地区 （有效样本： 7 994 个）	东部	4（2~8）	70.23	<0.001
	中部	3（1~6）		
	西部	3（1~5）		
	合计	3（1~6）	—	—
区域（江苏） （有效样本： 969 个）	省级	3（1.5~4）	10.48	0.005
	地（市）级	4（2~8）		
	区（县）级	5（2~10）		
	合计	4（2~10）	—	—
区域（山东） （有效样本： 1 387 个）	省级	3（1~5）	2.91	0.233
	地（市）级	3（2~8）		
	区（县）级	3（2~7）		
	合计	3（2~7）	—	—
区域（湖北） （有效样本： 620 个）	省级	3（1~5）	14.09	0.001
	地（市）级	3（2~7）		
	区（县）级	5（2~10）		
	合计	3（2~9）	—	—
区域（江西） （有效样本： 3 675 个）	省级	1（1~3）	23.40	<0.001
	地（市）级	3（1~9）		
	区（县）级	3（1~6）		
	合计	3（1~6）	—	—
区域（贵州） （有效样本： 658 个）	省级	5（2~8）	11.75	0.003
	地（市）级	3（2~6）		
	区（县）级	3（1~5）		
	合计	3（2~6）	—	—
区域（四川） （有效样本： 685 个）	省级	2（1~5）	1.26	0.532
	地（市）级	3（1~5）		
	区（县）级	2（1~5）		
	合计	2（1~5）	—	—

注：使用 Kruskal-Wallis 检验；H 为其统计量。

3.5.2 培训天数

由表 3-29 可知，疾病预防控制中心 8 772 名纳入分析的人员 2021 年接受培训的累计天数中值为 5 天。

从机构级别来看，中国疾病预防控制中心、省级、地（市）级和区（县）级疾病预防控制中心工作人员 2021 年接受培训的累计天数中值分别为 3 天、6 天、7 天和 5 天，各级疾病预防控制中心工作人员 2021 年接受培训的累计天数分布之间的差异具有显著统计学意义。

从性别来看，疾病预防控制中心男性和女性工作人员 2021 年接受培训的累计天数中值均为 5 天，不同性别工作人员 2021 年接受培训的累计天数分布之间的差异具有统计学意义。

从年龄来看，29 岁及以下、30～39 岁、40～49 岁和 50 岁及以上的疾病预防控制中心工作人员 2021 年接受培训的累计天数中值均为 5 天，不同年龄段工作人员 2021 年接受培训的累计天数分布之间的差异具有显著统计学意义。

从合同类型来看，事业编制和非事业编制疾病预防控制中心工作人员 2021 年接受培训的累计天数中值分别为 5 天和 4 天，不同合同类型工作人员 2021 年接受培训的累计天数分布之间的差异具有显著统计学意义。

从职称来看，高级、中级、初级和无职称疾病预防控制中心工作人员 2021 年接受培训的累计天数中值分别为 6 天、5 天、5 天和 4 天，不同职称的工作人员 2021 年接受培训的累计天数分布之间的差异具有显著统计学意义。

从最高文化程度来看，硕士及以上、本科、大专和高中/中专及以下学历的疾病预防控制中心工作人员 2021 年接受培训的累计天数中值分别为 5 天、6 天、5 天和 4 天，不同最高文化程度的工作人员 2021 年接受培训的累计天数分布之间的差异具有显著统计学意义。

从工龄来看，工龄为 4 年及以下、5～14 年、15～24 年和 25 年及以上的疾病预防控制中心工作人员 2021 年接受培训的累计天数中值分别为 6 天、5 天、5 天和 5 天，各工龄段的工作人员 2021 年接受培训的累计天数分布之间的差异具有统计学意义。

表 3-29　总体培训天数分析

项目		中值（四分数间距）/次	H	P
总体（有效问卷数：8 772 份）		5（2~10）	—	—
机构级别	中国疾病预防控制中心	3（0~6）	260.27	<0.001
	省级	6（2~15）		
	地（市）级	7（3~15）		
	区（县）级	5（2~10）		
性别	男性	5（2~10）	6.59	0.010
	女性	5（2~10）		
年龄	29 岁及以下	5（2~12）	13.14	0.004
	30~39 岁	5（2~10）		
	40~49 岁	5（2~10）		
	50 岁及以上	5（2~10）		
合同类型	事业编制	5（2~10）	66.65	<0.001
	非事业编制	4（0~10）		
职称	高级	6（3~10）	87.50	<0.001
	中级	5（2~10）		
	初级	5（2~10）		
	无职称	4（0~10）		
最高文化程度	硕士及以上	5（2~10）	98.61	<0.001
	本科	6（2~12）		
	大专	5（2~10）		
	高中/中专及以下	4（1~9）		
工龄	4 年及以下	6（2~12）	10.88	0.012
	5~14 年	5（2~10）		
	15~24 年	5（2~10）		
	25 年及以上	5（2~10）		

注：使用 Kruskal-Wallis 检验；H 为其统计量。

由表 3-30 可知，东部、中部、西部地区共 7 994 个有效样本，2021 年接受培训的累计天数中值为 6 天。东部、中部和西部地区疾病预防控制中心工作人员 2021 年接受培训的累计天数中值分别为 7 天、5 天和 6 天，不同地区的疾病预防控制中心工作人员 2021 年接受培训的累计天数分布之间的差异具有显著统计学意义。

江苏省共 969 个有效样本，2021 年接受培训的累计天数中值为 7 天，省级、地（市）级和区（县）级疾病预防控制中心工作人员 2021 年接受培训的累计天数中值分别为 5 天、8 天和 6 天。

山东省共 1 387 个有效样本，2021 年接受培训的累计天数中值为 7 天，省级、地（市）级和区（县）级疾病预防控制中心工作人员 2021 年接受培训的累计天数中值分别为 10 天、7 天和 6 天，各级疾病预防控制中心工作人员 2021 年接受培训的累计天数分布之间的差异具有显著统计学意义。

湖北省共 620 个有效样本，2021 年接受培训的累计天数中值为 6.5 天，省级、地（市）级和区（县）级疾病预防控制中心工作人员，2021 年接受培训的累计天数中值分别为 5 天、6 天和 8 天。

江西省共 3 675 个有效样本，2021 年接受培训的累计天数中值为 5 天，省级、地（市）级和区（县）级疾病预防控制中心工作人员 2021 年接受培训的累计天数中值分别为 4.5 天、6 天和 5 天，各级疾病预防控制中心工作人员 2021 年接受培训的累计天数分布之间的差异具有显著统计学意义。

贵州省共 658 个有效样本，2021 年接受培训的累计天数中值为 8 天，省级、地（市）级和区（县）级疾病预防控制中心工作人员，2021 年接受培训的累计天数中值分别为 10 天、9 天和 6 天，各级疾病预防控制中心工作人员 2021 年接受培训的累计天数分布之间的差异具有显著统计学意义。

四川省共 685 个有效样本，2021 年接受培训的累计天数中值为 5 天，省级、地（市）级和区（县）级疾病预防控制中心工作人员 2021 年接受培训的累计天数中值分别为 6 天、7 天和 5 天，各级疾病预防控制中心工作人员 2021 年接受培训的累计天数分布之间的差异具有显著统计学意义。

表 3-30　地区和区域培训天数分析

项目		中值（四分位数间距）/天	H	P
地区 （有效样本： 7 994 个）	东部	7（3～12）	60.06	＜0.001
	中部	5（2～10）		
	西部	6（2～14）		
	合计	6（2～11）	—	—

项目		中值（四分位数间距）/天	H	P
区域（江苏）（有效样本：969 个）	省级	5（2.5～10）	2.91	0.234
	地（市）级	8（3～15）		
	区（县）级	6（3～12）		
	合计	7（3～12）	—	—
区域（山东）（有效样本：1 387 个）	省级	10（3～20）	11.12	0.004
	地（市）级	7（4～15）		
	区（县）级	6（3～10）		
	合计	7（3～12）	—	—
区域（湖北）（有效样本：620 个）	省级	5（2～11）	5.76	0.056
	地（市）级	6（3～12）		
	区（县）级	8（3～15）		
	合计	6.5（3～15）	—	—
区域（江西）（有效样本：3 675 个）	省级	4.5（1～10）	15.20	0.001
	地（市）级	6（2～13）		
	区（县）级	5（2～10）		
	合计	5（2～10）	—	—
区域（贵州）（有效样本：658 个）	省级	10（3～20）	15.05	<0.001
	地（市）级	9（3～15）		
	区（县）级	6（2～12）		
	合计	8（3～15）	—	—
区域（四川）（有效样本：685 个）	省级	6（2～12）	12.08	0.002
	地（市）级	7（2～14）		
	区（县）级	5（1～10）		
	合计	5（2～10）	—	—

注：使用 Kruskal-Wallis 检验；H 为其统计量。

3.5.3 培训机会

由表 3-31 可知，疾病预防控制中心工作人员纳入分析样本（8 772 人）对在单位获得的培训机会感觉"较多"和"很多"的人数为 1 511 人，占比为 17.23%。

从机构级别来看，中国疾病预防控制中心、省级、地（市）级和区（县）级疾病预防控制中心工作人员感觉"较多"和"很多"的占比分别为 9.51%、19.76%、18.94% 和 17.41%，各级疾病预防控制中心工作人员感觉"较多"和"很多"的占比存在差异并具有显著统计学意义。

从性别来看,疾病预防控制中心男性和女性工作人员感觉"较多"和"很多"的占比分别为 15.91%和 18.01%,不同性别工作人员感觉"较多"和"很多"的占比存在差异并具有统计学意义。

从年龄来看,29 岁及以下、30~39 岁、40~49 岁和 50 岁及以上疾病预防控制中心工作人员感觉"较多"和"很多"的占比分别为 28.79%、18.32%、13.01%和 9.87%,不同年龄段的工作人员感觉"较多"和"很多"的占比存在差异并具有显著统计学意义。

从合同类型来看,事业编制和非事业编制疾病预防控制中心工作人员感觉"较多"和"很多"的占比分别为 16.83%和 19.86%,不同合同类型工作人员感觉"较多"和"很多"的占比存在差异并具有统计学意义。

从职称来看,高级、中级、初级和无职称的疾病预防控制中心工作人员感觉"较多"和"很多"的占比分别为 13.92%、14.35%、18.98%和 23.77%,不同职称的工作人员感觉"较多"和"很多"的占比存在差异并具有显著统计学意义。

从最高文化程度来看,硕士及以上、本科、大专和高中/中专及以下学历的疾病预防控制中心工作人员感觉"较多"和"很多"的占比分别为 20.86%、17.77%、14.25%和 10.44%,不同最高文化程度的工作人员感觉"较多"和"很多"的占比存在差异并具有显著统计学意义。

从工龄来看,4 年及以下、5~14 年、15~24 年和 25 年及以上的疾病预防控制中心工作人员感觉"较多"和"很多"的占比分别为 30.82%、18.70%、13.86%和 10.68%,各工龄段的工作人员感觉"较多"和"很多"的占比存在差异并具有显著统计学意义。

表 3-31 总体培训机会分析

项目		感觉"较多"和"很多"的人数/人	占比/%	卡方	P
总体（有效问卷数：8 772 份）		1 511	17.23	—	—
机构级别	中国疾病预防控制中心	74	9.51	39.61	<0.001
	省级	133	19.76		
	地（市）级	367	18.94		
	区（县）级	937	17.41		

项目		感觉"较多"和"很多"的人数/人	占比/%	卡方	P
性别	男性	523	15.91	6.37	0.012
	女性	988	18.01		
年龄	29 岁及以下	497	28.79	259.08	<0.001
	30~39 岁	514	18.32		
	40~49 岁	338	13.01		
	50 岁及以上	162	9.87		
合同类型	事业编制	1 284	16.83	6.40	0.011
	非事业编制	227	19.86		
职称	高级	249	13.92	81.27	<0.001
	中级	420	14.35		
	初级	485	18.98		
	无职称	357	23.77		
最高文化程度	硕士及以上	340	20.86	43.64	<0.001
	本科	875	17.77		
	大专	241	14.25		
	高中/中专及以下	55	10.44		
工龄	4 年及以下	445	30.82	285.71	<0.001
	5~14 年	518	18.70		
	15~24 年	267	13.86		
	25 年及以上	281	10.68		

注：使用 Pearson 卡方检验。

由表 3-32 可知，东部、中部、西部地区共 7 994 个有效样本，感觉"较多"和"很多"的人数为 1 437 人，占比为 17.98%。东部、中部和西部地区疾病预防控制中心工作人员感觉"较多"和"很多"的占比分别为 24.45%、14.83% 和 16.68%，各地区疾病预防控制中心工作人员感觉"较多"和"很多"的占比存在差异并具有显著统计学意义。

江苏省共 969 个有效样本，感觉"较多"和"很多"的人数为 220 人，占比为 22.70%，省级、地（市）级和区（县）级疾病预防控制中心工作人员感觉"较多"和"很多"的占比分别为 20.00%、26.23% 和 20.99%。

山东省共 1 387 个有效样本，感觉"较多"和"很多"的人数为 356 人，占比为 25.67%，省级、地（市）级和区（县）级疾病预防控制中心工作人员感觉"较多"和"很多"的占比分别为 28.92%、25.00% 和 25.71%。

湖北省共 620 个有效样本，感觉"较多"和"很多"的人数为 124 人，占比为 20.00%，省级、地（市）级和区（县）级疾病预防控制中心工作人员感觉"较多"和"很多"的占比分别为 20.00%、16.92% 和 21.74%。

江西省共 3 675 个有效样本，感觉"较多"和"很多"的人数为 513 人，占比为 13.96%，省级、地（市）级和区（县）级疾病预防控制中心工作人员感觉"较多"和"很多"的占比分别为 12.50%、13.03% 和 14.21%。

贵州省共 658 个有效样本，感觉"较多"和"很多"的人数为 135 人，占比为 20.52%，省级、地（市）级和区（县）级疾病预防控制中心工作人员感觉"较多"和"很多"的占比分别为 18.84%、19.14% 和 22.49%。

四川省共 685 个有效样本，感觉"较多"和"很多"的人数为 89 人，占比为 12.99%，省级、地（市）级和区（县）级疾病预防控制中心工作人员感觉"较多"和"很多"的占比分别为 21.19%、12.83% 和 9.51%，各级疾病预防控制中心工作人员感觉"较多"和"很多"的占比存在差异并具有显著统计学意义。

表 3-32　地区和区域培训机会分析

项目		感觉"较多"和"很多"的人数/人	占比/%	卡方	P
地区 （有效样本： 7 994 个）	东部	576	24.45	97.27	<0.001
	中部	637	14.83		
	西部	224	16.68		
	合计	1 437	17.98	—	—
区域（江苏） （有效样本： 969 个）	省级	8	20.00	3.48	0.176
	地（市）级	85	26.23		
	区（县）级	127	20.99		
	合计	220	22.70	—	—
区域（山东） （有效样本： 1 387 个）	省级	24	28.92	0.57	0.753
	地（市）级	114	25.00		
	区（县）级	218	25.71		
	合计	356	25.67	—	—

项目		感觉"较多"和"很多"的人数/人	占比/%	卡方	P
区域（湖北） （有效样本： 620 个）	省级	16	20.00	1.81	0.405
	地（市）级	33	16.92		
	区（县）级	75	21.74		
	合计	124	20.00	—	—
区域（江西） （有效样本： 3 675 个）	省级	14	12.50	0.79	0.673
	地（市）级	80	13.03		
	区（县）级	419	14.21		
	合计	513	13.96	—	—
区域（贵州） （有效样本： 658 个）	省级	39	18.84	1.24	0.539
	地（市）级	31	19.14		
	区（县）级	65	22.49		
	合计	135	20.52	—	—
区域（四川） （有效样本： 685 个）	省级	32	21.19	12.71	0.002
	地（市）级	24	12.83		
	区（县）级	33	9.51		
	合计	89	12.99	—	—

注：使用 Pearson 卡方检验。

3.6　职业发展机会分析

由表 3-33 可知，疾病预防控制中心工作人员纳入分析样本（8 772 人）职业发展机会选择"较多"与"很多"的人数为 880 人，占比为 10.03%。

从机构级别来看，中国疾病预防控制中心、省级、地（市）级和区（县）级疾病预防控制中心工作人员选择"较多"和"很多"的占比分别为 6.04%、12.63%、13.36% 和 9.08%，各级疾病预防控制中心工作人员选择"较多"和"很多"的占比存在差异并具有显著统计学意义。

从性别来看，疾病预防控制中心男性和女性工作人员选择"较多"和"很多"的占比分别为 9.67% 和 10.25%。

从年龄来看，29 岁及以下、30～39 岁、40～49 岁和 50 岁及以上疾病预防控制中心工作人员选择"较多"和"很多"的占比分别为 16.69%、10.41%、7.35% 和 6.64%，各年龄段工作人员选择"较多"和"很多"的占比存在差异并具有显著统计学意义。

从合同类型来看，事业编制和非事业编制疾病预防控制中心工作人员选择"较多"和"很多"的占比分别为 9.70%和 12.25%，不同合同类型工作人员选择"较多"和"很多"的占比存在差异并具有显著统计学意义。

从职称来看，高级、中级、初级和无职称的疾病预防控制中心工作人员选择"较多"和"很多"的占比分别为 10.12%、7.01%、10.84%和 14.45%，不同职称工作人员选择"较多"和"很多"的占比存在差异并具有显著统计学意义。

从最高文化程度来看，硕士及以上、本科、大专和高中/中专及以下学历的疾病预防控制中心工作人员选择"较多"和"很多"的占比分别为 13.80%、10.01%、7.69%和 6.07%，不同最高文化程度工作人员选择"较多"和"很多"的占比存在差异并具有显著统计学意义。

从工龄来看，4 年及以下、5～14 年、15～24 年和 25 年及以上的疾病预防控制中心工作人员选择"较多"和"很多"的占比分别为 18.14%、10.76%、8.10%和 6.23%，各工龄段工作人员选择"较多"和"很多"的占比存在差异并具有显著统计学意义。

表 3-33　职业发展机会分析

项目		感觉"较多"与"很多"的人数/人	占比/%	卡方	P
总体（有效问卷数：8 772 份）		880	10.03	—	—
机构级别	中国疾病预防控制中心	47	6.04	47.96	<0.001
	省级	85	12.63		
	地（市）级	259	13.36		
	区（县）级	489	9.08		
性别	男性	318	9.67	0.74	0.388
	女性	562	10.25		
年龄	29 岁及以下	288	16.69	126.73	<0.001
	30～39 岁	292	10.41		
	40～49 岁	191	7.35		
	50 岁及以上	109	6.64		

项目		感觉"较多"与"很多"的人数/人	占比/%	卡方	P
合同类型	事业编制	740	9.70	7.15	0.007
	非事业编制	140	12.25		
职称	高级	181	10.12	64.00	<0.001
	中级	205	7.01		
	初级	277	10.84		
	无职称	217	14.45		
最高文化程度	硕士及以上	225	13.80	45.15	<0.001
	本科	493	10.01		
	大专	130	7.69		
	高中/中专及以下	32	6.07		
工龄	4 年及以下	262	18.14	156.97	<0.001
	5~14 年	298	10.76		
	15~24 年	156	8.10		
	25 年及以上	164	6.23		

注：使用 Pearson 卡方检验。

由表 3-34 可知，东部、中部、西部地区共 7 994 个有效样本，选择"较多"与"很多"的人数为 833 人，占比为 11.05%。东部、中部和西部地区疾病预防控制中心工作人员选择"较多"和"很多"的占比分别为 17.61%、6.52%和 10.28%，各地区疾病预防控制中心工作人员选择"较多"和"很多"的占比存在差异并具有显著统计学意义。

江苏省共 969 个有效样本，选择"较多"与"很多"的人数为 128 人，占比为 13.21%，省级、地（市）级和区（县）级疾病预防控制中心工作人员选择"较多"和"很多"的占比分别为 12.50%、16.98%和 11.24%，各级疾病预防控制中心工作人员选择"较多"和"很多"的占比存在差异并具有统计学意义。

山东省共 1 387 个有效样本，选择"较多"与"很多"的人数为 287 人，占比为 20.69%，省级、地（市）级和区（县）级疾病预防控制中心工作人员选择"较多"和"很多"的占比分别为 25.30%、26.54%和 17.10%，各级疾病预防控制中心工作人员选择"较多"和"很多"的占比存在差异并具有显著统计学意义。

湖北省共 620 个有效样本，选择"较多"与"很多"的人数为 75 人，占比为 12.10%，省级、地（市）级和区（县）级疾病预防控制中心工作人员选择"较多"和"很多"的占比分别为 11.25%、11.79% 和 12.46%。

江西省共 3 675 个有效样本，选择"较多"与"很多"的人数为 205 人，占比为 5.58%，省级、地（市）级和区（县）级疾病预防控制中心工作人员选择"较多"和"很多"的占比分别为 4.46%、4.89% 和 5.76%。

贵州省共 658 个有效样本，选择"较多"与"很多"的人数为 78 人，占比为 11.85%，省级、地（市）级和区（县）级疾病预防控制中心工作人员选择"较多"和"很多"的占比分别为 12.56%、9.26% 和 12.80%。

四川省共 685 个有效样本，选择"较多"与"很多"的人数为 60 人，占比为 8.76%，省级、地（市）级和区（县）级疾病预防控制中心工作人员选择"较多"和"很多"的占比分别为 12.58%、8.02% 和 7.49%。

表 3-34　地区和区域职业发展机会分析

项目		感觉"较多"与"很多"的人数/人	占比/%	卡方	P
地区（有效样本：7 994 个）	东部	415	17.61	200.69	<0.001
	中部	280	6.52		
	西部	138	10.28		
	合计	833	11.05	—	—
区域（江苏）（有效样本：969 个）	省级	5	12.50	6.07	0.048
	地（市）级	55	16.98		
	区（县）级	68	11.24		
	合计	128	13.21	—	—
区域（山东）（有效样本：1 387 个）	省级	21	25.30	17.23	<0.001
	地（市）级	121	26.54		
	区（县）级	145	17.10		
	合计	287	20.69	—	—
区域（湖北）（有效样本：620 个）	省级	9	11.25	0.11	0.944
	地（市）级	23	11.79		
	区（县）级	43	12.46		
	合计	75	12.10	—	—

项目		感觉"较多"与"很多"的人数/人	占比/%	卡方	P
区域（江西）（有效样本：3 675 个）	省级	5	4.46	1.02	0.601
	地（市）级	30	4.89		
	区（县）级	170	5.76		
	合计	205	5.58	—	—
区域（贵州）（有效样本：658 个）	省级	26	12.56	1.39	0.499
	地（市）级	15	9.26		
	区（县）级	37	12.80		
	合计	78	11.85	—	—
区域（四川）（有效样本：685 个）	省级	19	12.58	3.59	0.166
	地（市）级	15	8.02		
	区（县）级	26	7.49		
	合计	60	8.76	—	—

注：使用 Pearson 卡方检验。

3.7 同事关系分析

3.7.1 与同级的关系

由表 3-35 可知，疾病预防控制中心工作人员纳入分析样本（8 772 人）中同级关系选择"比较融洽"与"非常融洽"的人数为 8 288 人，占比为 94.48%。

从机构级别来看，中国疾病预防控制中心、省级、地（市）级和区（县）级疾病预防控制中心工作人员选择"比较融洽"与"非常融洽"的占比分别为 92.42%、94.50%、94.89% 和 94.63%。

从性别来看，疾病预防控制中心男性和女性工作人员选择"比较融洽"与"非常融洽"的占比分别为 93.43% 和 95.11%，不同性别工作人员选择"比较融洽"与"非常融洽"的占比存在差异并具有显著统计学意义。

从年龄来看，29 岁及以下、30～39 岁、40～49 岁和 50 岁及以上疾病预防控制中心工作人员选择"比较融洽"与"非常融洽"的占比分别为 94.84%、94.08%、95.34% 和 93.42%，各年龄段工作人员选择"比较融洽"与"非常融洽"的占比存在差异并具有统计学意义。

从合同类型来看,事业编制和非事业编制疾病预防控制中心工作人员选择"比较融洽"与"非常融洽"的占比分别为 94.57% 和 93.88%。

从职称来看,高级、中级、初级和无职称的疾病预防控制中心工作人员选择"比较融洽"与"非常融洽"的占比分别为 94.80%、94.53%、94.25% 和 94.41%。

从最高文化程度来看,硕士及以上、本科、大专和高中/中专及以下学历的疾病预防控制中心工作人员选择"比较融洽"与"非常融洽"的占比分别为 94.11%、94.48%、94.80% 和 94.69%。

从工龄来看,4 年及以下、5～14 年、15～24 年和 25 年及以上的疾病预防控制中心工作人员选择"比较融洽"与"非常融洽"的占比分别为 94.67%、94.33%、94.76% 和 94.34%。

表 3-35　同级关系分析

项目		"比较融洽"与"非常融洽"的人数/人	占比/%	卡方	P
总体（有效问卷数：8 772 份）		8 288	94.48	—	—
机构级别	中国疾病预防控制中心	719	92.42	7.22	0.065
	省级	636	94.50		
	地（市）级	1 839	94.89		
	区（县）级	5 094	94.63		
性别	男性	3 071	93.43	11.20	0.001
	女性	5 217	95.11		
年龄	29 岁及以下	1 637	94.84	8.55	0.036
	30～39 岁	2 640	94.08		
	40～49 岁	2 478	95.34		
	50 岁及以上	1 533	93.42		
合同类型	事业编制	7 215	94.57	0.93	0.335
	非事业编制	1 073	93.88		
职称	高级	1 696	94.80	0.65	0.884
	中级	2 766	94.53		
	初级	2 408	94.25		
	无职称	1 418	94.41		

项目		"比较融洽"与"非常融洽"的人数/人	占比/%	卡方	P
最高文化程度	硕士及以上	1 534	94.11	0.79	0.851
	本科	4 652	94.48		
	大专	1 603	94.80		
	高中/中专及以下	499	94.69		
工龄	4 年及以下	1 367	94.67	0.60	0.895
	5～14 年	2 613	94.33		
	15～24 年	1 826	94.76		
	25 年及以上	2 482	94.34		

注：使用 Pearson 卡方检验。

由表 3-36 可知，东部、中部、西部地区共 7 994 个有效样本，选择"比较融洽"与"非常融洽"的人数为 7 569 人，占比为 94.68%。东部、中部和西部地区疾病预防控制中心工作人员选择"比较融洽"与"非常融洽"的占比分别为 95.29%、94.25% 和 95.01%。

江苏省共 969 个有效样本，选择"比较融洽"与"非常融洽"的人数为 922 人，占比为 95.15%，省级、地（市）级和区（县）级疾病预防控制中心工作人员选择"比较融洽"与"非常融洽"的占比分别为 97.50%、95.99% 和 94.55%。

山东省共 1 387 个有效样本，选择"比较融洽"与"非常融洽"的人数为 1 323 人，占比为 95.39%，省级、地（市）级和区（县）级疾病预防控制中心工作人员选择"比较融洽"与"非常融洽"的占比分别为 97.59%、96.05% 和 94.81%。

湖北省共 620 个有效样本，选择"比较融洽"与"非常融洽"的人数为 595 人，占比为 95.97%，省级、地（市）级和区（县）级疾病预防控制中心工作人员选择"比较融洽"与"非常融洽"的占比分别为 93.75%、93.85% 和 97.68%，各级疾病预防控制中心工作人员选择"比较融洽"与"非常融洽"的占比存在差异并具有统计学意义。

江西省共 3 675 个有效样本，选择"比较融洽"与"非常融洽"的人数为 3 453 人，占比为 93.96%，省级、地（市）级和区（县）级疾病预防控制中心工作人员选择"比较融洽"与"非常融洽"的占比分别为 91.07%、93.97% 和 94.07%。

贵州省共 658 个有效样本，选择"比较融洽"与"非常融洽"的人数为 625 人，占比为 94.98%，省级、地（市）级和区（县）级疾病预防控制中心工作人员选择"比较融洽"与"非常融洽"的占比分别为 95.65%、93.83%和 95.16%。

四川省共 685 个有效样本，选择"比较融洽"与"非常融洽"的人数为 651 人，占比为 95.04%，省级、地（市）级和区（县）级疾病预防控制中心工作人员选择"比较融洽"与"非常融洽"的占比分别为 93.38%、95.19%和 95.68%。

表 3-36　地区和区域同级关系分析

项目		"比较融洽"与"非常融洽"的人数/人	占比/%	卡方	P
地区 （有效样本： 7 994 个）	东部	2 245	95.29	3.61	0.164^b
	中部	4 048	94.25		
	西部	1 276	95.01		
	合计	7 569	94.68	—	—
区域（江苏） （有效样本： 969 个）	省级	39	97.50		0.628^a
	地（市）级	311	95.99		
	区（县）级	572	94.55		
	合计	922	95.15	—	—
区域（山东） （有效样本： 1 387 个）	省级	81	97.59		0.444^a
	地（市）级	438	96.05		
	区（县）级	804	94.81		
	合计	1 323	95.39	—	—
区域（湖北） （有效样本： 620 个）	省级	75	93.75		0.036^a
	地（市）级	183	93.85		
	区（县）级	337	97.68		
	合计	595	95.97	—	—
区域（江西） （有效样本： 3 675 个）	省级	102	91.07	1.71	0.426^b
	地（市）级	577	93.97		
	区（县）级	2 774	94.07		
	合计	3 453	93.96		
区域（贵州） （有效样本： 658 个）	省级	198	95.65	0.67	0.716^b
	地（市）级	152	93.83		
	区（县）级	275	95.16		
	合计	625	94.98	—	—

项目		"比较融洽"与"非常融洽"的人数/人	占比/%	卡方	P
区域（四川）（有效样本：685个）	省级	141	93.38	1.19	0.551[b]
	地（市）级	178	95.19		
	区（县）级	332	95.68		
	合计	651	95.04	—	—

注：[a] 使用 Fisher 精确检验；[b] 使用 Pearson 卡方检验。

3.7.2　与上级的关系

由表 3-37 可知，疾病预防控制中心工作人员纳入分析样本（8 772 人），与上级的关系选择"比较融洽"与"非常融洽"的人数为 7 723 人，占比为 88.04%。

从机构级别来看，中国疾病预防控制中心、省级、地（市）级和区（县）级疾病预防控制中心工作人员选择"比较融洽"与"非常融洽"的占比分别为 84.45%、87.96%、85.96% 和 89.32%，各级疾病预防控制中心工作人员选择"比较融洽"与"非常融洽"的占比存在差异并具有显著统计学意义。

从性别来看，疾病预防控制中心男性和女性工作人员选择"比较融洽"与"非常融洽"的占比分别为 86.49% 和 88.97%，不同性别工作人员选择"比较融洽"与"非常融洽"的占比存在差异并具有显著统计学意义。

从年龄来看，29 岁及以下、30～39 岁、40～49 岁和 50 岁及以上疾病预防控制中心工作人员选择"比较融洽"与"非常融洽"的占比分别为 89.80%、86.99%、89.19% 和 86.17%，各年龄段工作人员选择"比较融洽"与"非常融洽"的占比存在差异并具有显著统计学意义。

从合同类型来看，事业编制和非事业编制疾病预防控制中心工作人员选择"比较融洽"与"非常融洽"的占比分别为 87.53% 和 91.43%，不同合同类型工作人员选择"比较融洽"与"非常融洽"的占比存在差异并具有显著统计学意义。

从职称来看，高级、中级、初级和无职称的疾病预防控制中心工作人员选择"比较融洽"与"非常融洽"的占比分别为 86.47%、87.22%、88.81% 和 90.21%，不同职称工作人员选择"比较融洽"与"非常融洽"的占比存在差异并具有显著统计学意义。

从最高文化程度来看，硕士及以上、本科、大专和高中/中专及以下学历的疾病预防控制中心工作人员选择"比较融洽"与"非常融洽"的占比分别为

86.87%、87.37%、90.48%和90.13%，不同最高文化程度工作人员选择"比较融洽"与"非常融洽"的占比存在差异并具有显著统计学意义。

从工龄来看，4年及以下、5～14年、15～24年和25年及以上的疾病预防控制中心工作人员选择"比较融洽"与"非常融洽"的占比分别为89.75%、87.15%、88.53%和87.69%。

表 3-37 上级关系分析

项目		"比较融洽"与"非常融洽"的人数/人	占比/%	卡方	P
总体（有效问卷数：8 772 份）		7 723	88.04	—	—
机构级别	中国疾病预防控制中心	657	84.45	25.82	<0.001
	省级	592	87.96		
	地（市）级	1 666	85.96		
	区（县）级	4 808	89.32		
性别	男性	2 843	86.49	11.98	0.001
	女性	4 880	88.97		
年龄	29 岁及以下	1 550	89.80	16.74	0.001
	30～39 岁	2 441	86.99		
	40～49 岁	2 318	89.19		
	50 岁及以上	1 414	86.17		
合同类型	事业编制	6 678	87.53	14.30	<0.001
	非事业编制	1 045	91.43		
职称	高级	1 547	86.47	14.21	0.003
	中级	2 552	87.22		
	初级	2 269	88.81		
	无职称	1 355	90.21		
最高文化程度	硕士及以上	1 416	86.87	15.97	0.001
	本科	4 302	87.37		
	大专	1 530	90.48		
	高中/中专及以下	475	90.13		
工龄	4 年及以下	1 296	89.75	6.86	0.076
	5～14 年	2 414	87.15		
	15～24 年	1 706	88.53		
	25 年及以上	2 307	87.69		

注：使用 Pearson 卡方检验。

由表 3-38 可知，东部、中部、西部地区共 7 994 个有效样本，选择"比较融洽"与"非常融洽"的人数为 7 066 人，占比为 88.39%。东部、中部和西部地区疾病预防控制中心工作人员选择"比较融洽"与"非常融洽"的占比分别为 91.09%、87.38% 和 86.90%，各地区疾病预防控制中心工作人员选择"比较融洽"与"非常融洽"的占比存在差异并具有显著统计学意义。

江苏省共 969 个有效样本，选择"比较融洽"与"非常融洽"的人数为 874 人，占比为 90.20%，省级、地（市）级和区（县）级疾病预防控制中心工作人员选择"比较融洽"与"非常融洽"的占比分别为 95.00%、91.05% 和 89.42%。

山东省共 1 387 个有效样本，选择"比较融洽"与"非常融洽"的人数为 1 272 人，占比为 91.71%，省级、地（市）级和区（县）级疾病预防控制中心工作人员选择"比较融洽"与"非常融洽"的占比分别为 89.16%、91.67% 和 91.98%。

湖北省共 620 个有效样本，选择"比较融洽"与"非常融洽"的人数为 549 人，占比为 88.55%，省级、地（市）级和区（县）级疾病预防控制中心工作人员选择"比较融洽"与"非常融洽"的占比分别为 83.75%、85.64% 和 91.30%，各级疾病预防控制中心工作人员选择"比较融洽"与"非常融洽"的占比存在差异并具有统计学意义。

江西省共 3 675 个有效样本，选择"比较融洽"与"非常融洽"的人数为 3 204 人，占比为 87.18%，省级、地（市）级和区（县）级疾病预防控制中心工作人员选择"比较融洽"与"非常融洽"的占比分别为 83.93%、82.25% 和 88.34%，各级疾病预防控制中心工作人员选择"比较融洽"与"非常融洽"的占比存在差异并具有显著统计学意义。

贵州省共 658 个有效样本，选择"比较融洽"与"非常融洽"的人数为 571 人，占比为 86.78%，省级、地（市）级和区（县）级疾病预防控制中心工作人员选择"比较融洽"与"非常融洽"的占比分别为 91.30%、76.54% 和 89.27%，各级疾病预防控制中心工作人员选择"比较融洽"与"非常融洽"的占比存在差异并具有显著统计学意义。

四川省共 685 个有效样本，选择"比较融洽"与"非常融洽"的人数为 596 人，占比为 87.01%，省级、地（市）级和区（县）级疾病预防控制中心工作人员选择"比较融洽"与"非常融洽"的占比分别为 86.09%、83.96% 和 89.05%。

表 3-38　地区和区域上级关系分析

项目		"比较融洽"与"非常融洽"的人数/人	占比/%	卡方	P
地区（有效样本：7 994 个）	东部	2 146	91.09	23.89	<0.001[b]
	中部	3 753	87.38		
	西部	1 167	86.90		
	合计	7 066	88.39	—	—
区域（江苏）（有效样本：969 个）	省级	38	95.00	—	0.516[a]
	地（市）级	295	91.05		
	区（县）级	541	89.42		
	合计	874	90.20	—	—
区域（山东）（有效样本：1 387 个）	省级	74	89.16	0.80	0.672[b]
	地（市）级	418	91.67		
	区（县）级	780	91.98		
	合计	1 272	91.71	—	—
区域（湖北）（有效样本：620 个）	省级	67	83.75	6.03	0.049[b]
	地（市）级	167	85.64		
	区（县）级	315	91.30		
	合计	549	88.55	—	—
区域（江西）（有效样本：3 675 个）	省级	94	83.93	17.95	<0.001[b]
	地（市）级	505	82.25		
	区（县）级	2 605	88.34		
	合计	3 204	87.18	—	—
区域（贵州）（有效样本：658 个）	省级	189	91.30	20.06	<0.001[b]
	地（市）级	124	76.54		
	区（县）级	258	89.27		
	合计	571	86.78	—	—
区域（四川）（有效样本：685 个）	省级	130	86.09	2.93	0.231[b]
	地（市）级	157	83.96		
	区（县）级	309	89.05		
	合计	596	87.01	—	—

注：[a] 使用 Fisher 精确检验；[b] 使用 Pearson 卡方检验。

3.7.3　与下属的关系

由表 3-39 可知，疾病预防控制中心工作人员纳入分析样本（8 772 人）中无下属的为 4 586 人，有下属的为 4 186 人，其中，下属关系选择"比较融洽"与"非常融洽"的人数为 3 918 人，占比为 93.60%。

从机构级别来看，中国疾病预防控制中心、省级、地（市）级和区（县）级疾病预防控制中心工作人员选择"比较融洽"与"非常融洽"的占比分别为 91.70%、91.70%、92.98%和 94.21%。

从性别来看，疾病预防控制中心男性和女性工作人员选择"比较融洽"与"非常融洽"的占比分别为 93.57%和 93.62%。

从年龄来看，29 岁及以下、30～39 岁、40～49 岁和 50 岁及以上疾病预防控制中心工作人员选择"比较融洽"与"非常融洽"的占比分别为 85.03%、91.37%、96.01%和 94.86%，各年龄段工作人员选择"比较融洽"与"非常融洽"的占比存在差异并具有显著统计学意义。

从合同类型来看，事业编制和非事业编制疾病预防控制中心工作人员选择"比较融洽"与"非常融洽"的占比分别为 93.82%和 90.44%，不同合同类型工作人员选择"比较融洽"与"非常融洽"的占比存在差异并具有统计学意义。

从职称来看，高级、中级、初级和无职称的疾病预防控制中心工作人员选择"比较融洽"与"非常融洽"的占比分别为 95.34%、94.69%、91.20%和 89.07%，不同职称工作人员选择"比较融洽"与"非常融洽"的占比存在差异并具有显著统计学意义。

从最高文化程度来看，硕士及以上、本科、大专和高中/中专及以下学历的疾病预防控制中心工作人员选择"比较融洽"与"非常融洽"的占比分别为 92.65%、93.49%、94.54%和 94.14%。

从工龄来看，4 年及以下、5～14 年、15～24 年和 25 年及以上的疾病预防控制中心工作人员选择"比较融洽"与"非常融洽"的占比分别为 84.47%、91.14%、95.17%和 95.36%，各工龄段工作人员选择"比较融洽"与"非常融洽"的占比存在差异并具有显著统计学意义。

表 3-39　下属关系分析

项目		"比较融洽"与"非常融洽"的人数/人	占比/%	卡方	P
总体（有效问卷数：8 772 份）		3 918	93.60	—	—
机构级别	中国疾病预防控制中心	265	91.70	5.60	0.133
	省级	243	91.70		
	地（市）级	874	92.98		
	区（县）级	2 536	94.21		
性别	男性	1 863	93.57	0.01	0.947
	女性	2 055	93.62		
年龄	29 岁及以下	284	85.03	68.61	<0.001
	30～39 岁	1 006	91.37		
	40～49 岁	1 539	96.01		
	50 岁及以上	1 089	94.86		
合同类型	事业编制	3 672	93.82	4.84	0.028
	非事业编制	246	90.44		
职称	高级	1 248	95.34	32.54	<0.001
	中级	1 497	94.69		
	初级	798	91.20		
	无职称	375	89.07		
最高文化程度	硕士及以上	643	92.65	2.43	0.489
	本科	2 255	93.49		
	大专	779	94.54		
	高中/中专及以下	241	94.14		
工龄	4 年及以下	223	84.47	60.79	<0.001
	5～14 年	926	91.14		
	15～24 年	1 064	95.17		
	25 年及以上	1 705	95.36		

注：使用 Pearson 卡方检验。

由表 3-40 可知，东部、中部、西部地区共 7 994 个有效样本，无下属的为 4 097 人，有下属的为 3 897 人，其中，选择"比较融洽"与"非常融洽"的人数为 3 653 人，占比为 93.74%。东部、中部和西部地区疾病预防控制中心工作人员选择"比较融洽"与"非常融洽"的占比分别为 94.55%、93.66% 和 92.43%。

江苏省共 969 个有效样本，无下属的为 500 人，有下属的为 469 人，其中，选择"比较融洽"与"非常融洽"的人数为 441 人，占比为 94.03%，省级、地（市）级和区（县）级疾病预防控制中心工作人员选择"比较融洽"与"非常融洽"的占比分别为 92.86%、95.24% 和 93.38%。

山东省共 1 387 个有效样本，无下属的为 701 人，有下属的为 686 人，其中，选择"比较融洽"与"非常融洽"的人数为 651 人，占比为 94.90%，省级、地（市）级和区（县）级疾病预防控制中心工作人员选择"比较融洽"与"非常融洽"的占比分别为 92.11%、94.67% 和 95.27%。

湖北省共 620 个有效样本，无下属的为 313 人，有下属的为 307 人，其中，选择"比较融洽"与"非常融洽"的人数为 297 人，占比为 96.74%，省级、地（市）级和区（县）级疾病预防控制中心工作人员选择"比较融洽"与"非常融洽"的占比分别为 100.00%、94.38% 和 97.37%。

江西省共 3 675 个有效样本，无下属的为 1 821 人，有下属的为 1 854 人，其中，选择"比较融洽"与"非常融洽"的人数为 1 727 人，占比为 93.15%，省级、地（市）级和区（县）级疾病预防控制中心工作人员选择"比较融洽"与"非常融洽"的占比分别为 93.75%、91.03% 和 93.55%。

贵州省共 658 个有效样本，无下属的为 376 人，有下属的为 282 人，其中，选择"比较融洽"与"非常融洽"的人数为 260 人，占比为 92.20%，省级、地（市）级和区（县）级疾病预防控制中心工作人员选择"比较融洽"与"非常融洽"的占比分别为 91.67%、89.86% 和 93.80%。

四川省共 685 个有效样本，无下属的为 386 人，有下属的为 299 人，其中，选择"比较融洽"与"非常融洽"的人数为 277 人，占比为 92.64%，省级、地（市）级和区（县）级疾病预防控制中心工作人员选择"比较融洽"与"非常融洽"的占比分别为 84.91%、92.05% 和 95.57%，各级疾病预防控制中心工作人员选择"比较融洽"与"非常融洽"的占比存在差异并具有统计学意义。

表 3-40　地区和区域下属关系分析

项目		"比较融洽"与"非常融洽"的人数/人	占比/%	卡方	P
地区（有效样本：7 994 个）	东部	1 092	94.55	3.01	0.222[b]
	中部	2 024	93.66		
	西部	537	92.43		
	合计	3 653	93.74	—	—
区域（江苏）（有效样本：969 个）	省级	13	92.86	—	0.582[a]
	地（市）级	160	95.24		
	区（县）级	268	93.38		
	合计	441	94.03	—	—
区域（山东）（有效样本：1 387 个）	省级	35	92.11	—	0.555[a]
	地（市）级	213	94.67		
	区（县）级	403	95.27		
	合计	651	94.90	—	—
区域（湖北）（有效样本：620 个）	省级	28	100.00		0.302[a]
	地（市）级	84	94.38		
	区（县）级	185	97.37		
	合计	297	96.74	—	—
区域（江西）（有效样本：3 675 个）	省级	45	93.75	—	0.282[a]
	地（市）级	274	91.03		
	区（县）级	1 408	93.55		
	合计	1 727	93.15	—	—
区域（贵州）（有效样本：658 个）	省级	77	91.67	1.02	0.601[b]
	地（市）级	62	89.86		
	区（县）级	121	93.80		
	合计	260	92.20	—	—
区域（四川）（有效样本：685 个）	省级	45	84.91		0.043[a]
	地（市）级	81	92.05		
	区（县）级	151	95.57		
	合计	277	92.64	—	—

注：[a] 使用 Fisher 精确检验；[b] 使用 Pearson 卡方检验。

3.8　公众尊重程度分析

由表 3-41 可知，疾病预防控制中心工作人员纳入分析样本（8 772 人）群众尊重程度选择"比较尊重"与"非常尊重"的人数为 4 165 人，占比为 47.48%。

从机构级别来看，中国疾病预防控制中心、省级、地（市）级和区（县）级疾病预防控制中心工作人员选择"比较尊重"与"非常尊重"的占比分别为 47.04%、46.66%、45.20% 和 48.47%。

从性别来看，疾病预防控制中心男性和女性工作人员选择"比较尊重"与"非常尊重"的占比分别为 44.33% 和 49.37%，不同性别工作人员选择"比较尊重"与"非常尊重"的占比存在差异并具有显著统计学意义。

从年龄来看，29 岁及以下、30～39 岁、40～49 岁和 50 岁及以上疾病预防控制中心工作人员选择"比较尊重"与"非常尊重"的占比分别为 44.90%、40.88%、50.37% 和 56.92%，各年龄段工作人员选择"比较尊重"与"非常尊重"的占比存在差异并具有显著统计学意义。

从合同类型来看，事业编制和非事业编制疾病预防控制中心工作人员选择"比较尊重"与"非常尊重"的占比分别为 46.24% 和 55.73%，不同合同类型工作人员选择"比较尊重"与"非常尊重"的占比存在差异并具有显著统计学意义。

从职称来看，高级、中级、初级和无职称的疾病预防控制中心工作人员选择"比较尊重"与"非常尊重"的占比分别为 51.87%、45.80%、45.48% 和 48.93%，不同职称工作人员选择"比较尊重"与"非常尊重"的占比存在差异并具有显著统计学意义。

从最高文化程度来看，硕士及以上、本科、大专和高中/中专及以下学历的疾病预防控制中心工作人员选择"比较尊重"与"非常尊重"的占比分别为 44.85%、44.84%、55.17% 和 55.60%，不同最高文化程度工作人员选择"比较尊重"与"非常尊重"的占比存在差异并具有显著统计学意义。

从工龄来看，4 年及以下、5～14 年、15～24 年和 25 年及以上的疾病预防控制中心工作人员选择"比较尊重"与"非常尊重"的占比分别为 43.98%、41.66%、47.90% 和 55.23%，各工龄段工作人员选择"比较尊重"与"非常尊重"的占比存在差异并具有显著统计学意义。

表 3-41　公众尊重程度分析

项目		"比较尊重"与"非常尊重"的人数/人	占比/%	卡方	P
总体（有效问卷数：8 772 份）		4 165	47.48	—	—
机构级别	中国疾病预防控制中心	366	47.04	6.38	0.094
	省级	314	46.66		
	地（市）级	876	45.20		
	区（县）级	2 609	48.47		
性别	男性	1 457	44.33	20.977	<0.001
	女性	2 708	49.37		
年龄	29 岁及以下	775	44.90	120.95	<0.001
	30～39 岁	1 147	40.88		
	40～49 岁	1 309	50.37		
	50 岁及以上	934	56.92		
合同类型	事业编制	3 528	46.24	35.87	<0.001
	非事业编制	637	55.73		
职称	高级	928	51.87	22.54	<0.001
	中级	1 340	45.80		
	初级	1 162	45.48		
	无职称	735	48.93		
最高文化程度	硕士及以上	731	44.85	72.35	<0.001
	本科	2 208	44.84		
	大专	933	55.17		
	高中/中专及以下	293	55.60		
工龄	4 年及以下	635	43.98	108.17	<0.001
	5～14 年	1 154	41.66		
	15～24 年	923	47.90		
	25 年及以上	1 453	55.23		

注：使用 Pearson 卡方检验。

由表 3-42 可知，东部、中部、西部地区共 7 994 个有效样本，选择"比较尊重"与"非常尊重"的人数为 3 799 人，占比为 47.52%。东部、中部和西部地区疾病预防控制中心工作人员选择"比较尊重"与"非常尊重"的占比分别为 55.14%、43.31% 和 47.65%，各地区疾病预防控制中心工作人员选择"比较尊重"与"非常尊重"的占比存在差异并具有显著统计学意义。

江苏省共 969 个有效样本，选择"比较尊重"与"非常尊重"的人数为 483 人，占比为 49.85%，省级、地（市）级和区（县）级疾病预防控制中心工作人员选择"比较尊重"与"非常尊重"的占比分别为 52.50%、51.54% 和 48.76%。

山东省共 1 387 个有效样本，选择"比较尊重"与"非常尊重"的人数为 816 人，占比为 58.83%，省级、地（市）级和区（县）级疾病预防控制中心工作人员选择"比较尊重"与"非常尊重"的占比分别为 65.06%、58.99% 和 58.14%。

湖北省共 620 个有效样本，选择"比较尊重"与"非常尊重"的人数为 338 人，占比为 54.52%，省级、地（市）级和区（县）级疾病预防控制中心工作人员选择"比较尊重"与"非常尊重"的占比分别为 50.00%、48.21% 和 59.13%，各级疾病预防控制中心工作人员选择"比较尊重"与"非常尊重"的占比存在差异并具有统计学意义。

江西省共 3 675 个有效样本，选择"比较尊重"与"非常尊重"的人数为 1 522 人，占比为 41.41%，省级、地（市）级和区（县）级疾病预防控制中心工作人员选择"比较尊重"与"非常尊重"的占比分别为 22.32%、34.36% 和 43.61%，各级疾病预防控制中心工作人员选择"比较尊重"与"非常尊重"的占比存在差异并具有显著统计学意义。

贵州省共 658 个有效样本，选择"比较尊重"与"非常尊重"的人数为 321 人，占比为 48.78%，省级、地（市）级和区（县）级疾病预防控制中心工作人员选择"比较尊重"与"非常尊重"的占比分别为 51.21%、34.57% 和 55.02%，各级疾病预防控制中心工作人员选择"比较尊重"与"非常尊重"的占比存在差异并具有显著统计学意义。

四川省共 685 个有效样本，选择"比较尊重"与"非常尊重"的人数为 319 人，占比为 46.57%，省级、地（市）级和区（县）级疾病预防控制中心工作人员选择"比较尊重"与"非常尊重"的占比分别为 45.03%、42.25% 和 49.57%。

表 3-42　地区和区域公众尊重程度分析

项目		"比较尊重"与"非常尊重"的人数/人	占比/%	卡方	P
地区 （有效样本： 7 994 个）	东部	1 299	55.14	85.39	<0.001
	中部	1 860	43.31		
	西部	640	47.65		
	合计	3 799	47.52	—	—
区域（江苏） （有效样本： 969 个）	省级	21	52.50	0.77	0.680
	地（市）级	167	51.54		
	区（县）级	295	48.76		
	合计	483	49.85	—	—
区域（山东） （有效样本： 1 387 个）	省级	54	65.06	1.50	0.472
	地（市）级	269	58.99		
	区（县）级	493	58.14		
	合计	816	58.83	—	—
区域（湖北） （有效样本： 620 个）	省级	40	50.00	6.75	0.034
	地（市）级	94	48.21		
	区（县）级	204	59.13		
	合计	338	54.52	—	—
区域（江西） （有效样本： 3 675 个）	省级	25	22.32	35.25	<0.001
	地（市）级	211	34.36		
	区（县）级	1 286	43.61		
	合计	1 522	41.41	—	—
区域（贵州） （有效样本： 658 个）	省级	106	51.21	18.09	<0.001
	地（市）级	56	34.57		
	区（县）级	159	55.02		
	合计	321	48.78	—	—
区域（四川） （有效样本： 685 个）	省级	68	45.03	2.80	0.246
	地（市）级	79	42.25		
	区（县）级	172	49.57		
	合计	319	46.57	—	—

注：使用 Pearson 卡方检验。

3.9　管理制度评价

由表 3-43 可知，疾病预防控制中心工作人员纳入分析样本（8 772 人）管理制度评价选择"比较好"与"非常好"的人数为 4 177 人，占比为 47.62%。

从机构级别来看，中国疾病预防控制中心、省级、地（市）级和区（县）级疾病预防控制中心工作人员选择"比较好"与"非常好"的占比分别为 35.86%、40.42%、45.20% 和 51.09%，各级疾病预防控制中心工作人员选择"比较好"与"非常好"的占比存在差异并具有显著统计学意义。

从性别来看，疾病预防控制中心男性和女性工作人员选择"比较好"与"非常好"的占比分别为 45.70% 和 48.77%，不同性别工作人员选择"比较好"与"非常好"的占比存在差异并具有显著统计学意义。

从年龄来看，29 岁及以下、30～39 岁、40～49 岁和 50 岁及以上疾病预防控制中心工作人员选择"比较好"与"非常好"的占比分别为 54.75%、43.19%、47.90% 和 47.23%，各年龄段工作人员选择"比较好"与"非常好"的占比存在差异并具有显著统计学意义。

从合同类型来看，事业编制和非事业编制疾病预防控制中心工作人员选择"比较好"与"非常好"的占比分别为 45.50% 和 61.77%，不同合同类型工作人员选择"比较好"与"非常好"的占比存在差异并具有显著统计学意义。

从职称来看，高级、中级、初级和无职称的疾病预防控制中心工作人员选择"比较好"与"非常好"的占比分别为 42.09%、43.95%、50.14% 和 57.06%，不同职称工作人员选择"比较好"与"非常好"的占比存在差异并具有显著统计学意义。

从最高文化程度来看，硕士及以上、本科、大专和高中/中专及以下学历的疾病预防控制中心工作人员选择"比较好"与"非常好"的占比分别为 40.98%、46.32%、55.35% 和 55.41%，不同最高文化程度工作人员选择"比较好"与"非常好"的占比存在差异并具有显著统计学意义。

从工龄来看，4 年及以下、5～14 年、15～24 年和 25 年及以上的疾病预防控制中心工作人员选择"比较好"与"非常好"的占比分别为 55.12%、43.61%、46.50% 和 48.54%。

表 3-43　管理制度评价分析

项目		感觉"比较好"与"非常好"的人数/人	占比/%	卡方	P
总体（有效问卷数：8 772 份）		4 177	47.62	—	—
机构级别	中国疾病预防控制中心	279	35.86	87.61	<0.001
	省级	272	40.42		
	地（市）级	876	45.20		
	区（县）级	2 750	51.09		
性别	男性	1 502	45.70	7.79	0.005
	女性	2 675	48.77		
年龄	29 岁及以下	945	54.75	57.42	<0.001
	30～39 岁	1 212	43.19		
	40～49 岁	1 245	47.90		
	50 岁及以上	775	47.23		
合同类型	事业编制	3 471	45.50	105.49	<0.001
	非事业编制	706	61.77		
职称	高级	753	42.09	97.84	<0.001
	中级	1 286	43.95		
	初级	1 281	50.14		
	无职称	857	57.06		
最高文化程度	硕士及以上	668	40.98	85.46	<0.001
	本科	2 281	46.32		
	大专	936	55.35		
	高中/中专及以下	292	55.41		
工龄	4 年及以下	796	55.12	52.32	<0.001
	5～14 年	1 208	43.61		
	15～24 年	896	46.50		
	25 年及以上	1 277	48.54		

注：使用 Pearson 卡方检验。

由表 3-44 可知，东部、中部、西部地区共 7 994 个有效样本，选择"比较好"与"非常好"的人数为 3 898 人，占比为 48.76%。东部、中部和西部地区疾病预防控制中心工作人员选择"比较好"与"非常好"的占比分别为 56.75%、45.89%

和 43.93%，各地区疾病预防控制中心工作人员选择"比较好"与"非常好"的占比存在差异并具有显著统计学意义。

江苏省共 969 个有效样本，选择"比较好"与"非常好"的人数为 488 人，占比为 50.36%，省级、地（市）级和区（县）级疾病预防控制中心工作人员选择"比较好"与"非常好"的占比分别为 57.50%、51.54% 和 49.26%。

山东省共 1 387 个有效样本，选择"比较好"与"非常好"的人数为 849 人，占比为 61.21%，省级、地（市）级和区（县）级疾病预防控制中心工作人员选择"比较好"与"非常好"的占比分别为 59.04%、69.08% 和 57.19%，各级疾病预防控制中心工作人员选择"比较好"与"非常好"的占比存在差异并具有显著统计学意义。

湖北省共 620 个有效样本，选择"比较好"与"非常好"的人数为 330 人，占比为 53.23%，省级、地（市）级和区（县）级疾病预防控制中心工作人员选择"比较好"与"非常好"的占比分别为 41.25%、44.62% 和 60.87%，各级疾病预防控制中心工作人员选择"比较好"与"非常好"的占比存在差异并具有显著统计学意义。

江西省共 3 675 个有效样本，选择"比较好"与"非常好"的人数为 1 641 人，占比为 44.65%，省级、地（市）级和区（县）级疾病预防控制中心工作人员选择"比较好"与"非常好"的占比分别为 35.71%、31.43% 和 47.74%，各级疾病预防控制中心工作人员选择"比较好"与"非常好"的占比存在差异并具有显著统计学意义。

贵州省共 658 个有效样本，选择"比较好"与"非常好"的人数为 334 人，占比为 50.76%，省级、地（市）级和区（县）级疾病预防控制中心工作人员选择"比较好"与"非常好"的占比分别为 44.93%、33.33% 和 64.71%，各级疾病预防控制中心工作人员选择"比较好"与"非常好"的占比存在差异并具有显著统计学意义。

四川省共 685 个有效样本，选择"比较好"与"非常好"的人数为 256 人，占比为 37.37%，省级、地（市）级和区（县）级疾病预防控制中心工作人员选择"比较好"与"非常好"的占比分别为 22.52%、32.09% 和 46.69%，各级疾病预防控制中心工作人员选择"比较好"与"非常好"的占比存在差异并具有显著统计学意义。

表 3-44 地区和区域管理制度评价分析

项目		感觉"比较好"与"非常好"的人数/人	占比/%	卡方	P
地区 （有效样本： 7 994 个）	东部	1 337	56.75	86.87	<0.001
	中部	1 971	45.89		
	西部	590	43.93		
	合计	3 898	48.76	—	—
区域（江苏） （有效样本： 969 个）	省级	23	57.50	1.29	0.524
	地（市）级	167	51.54		
	区（县）级	298	49.26		
	合计	488	50.36	—	—
区域（山东） （有效样本： 1 387 个）	省级	49	59.04	17.82	<0.001
	地（市）级	315	69.08		
	区（县）级	485	57.19		
	合计	849	61.21	—	—
区域（湖北） （有效样本： 620 个）	省级	33	41.25	18.51	<0.001
	地（市）级	87	44.62		
	区（县）级	210	60.87		
	合计	330	53.23	—	—
区域（江西） （有效样本： 3 675 个）	省级	40	35.71	58.45	<0.001
	地（市）级	193	31.43		
	区（县）级	1 408	47.74		
	合计	1 641	44.65	—	—
区域（贵州） （有效样本： 658 个）	省级	93	44.93	44.99	<0.001
	地（市）级	54	33.33		
	区（县）级	187	64.71		
	合计	334	50.76	—	—
区域（四川） （有效样本： 685 个）	省级	34	22.52	29.33	<0.001
	地（市）级	60	32.09		
	区（县）级	162	46.69		
	合计	256	37.37	—	—

注：使用 Pearson 卡方检验。

3.10　对疾控体系改革关注程度分析

由表 3-45 可知，疾病预防控制中心工作人员纳入分析样本（8 772 人）对疾控体系改革选择"比较关注"与"非常关注"的人数为 7 064 人，占比为 80.53%。

从机构级别来看，中国疾病预防控制中心、省级、地（市）级和区（县）级疾病预防控制中心工作人员选择"比较关注"与"非常关注"的占比分别为 79.18%、78.01%、81.06% 和 80.85%。

从性别来看，疾病预防控制中心男性和女性工作人员选择"比较关注"与"非常关注"的占比分别为 83.33% 和 78.85%，不同性别工作人员选择"比较关注"与"非常关注"的占比存在差异并具有显著统计学意义。

从年龄来看，29 岁及以下、30～39 岁、40～49 岁和 50 岁及以上疾病预防控制中心工作人员选择"比较关注"与"非常关注"的占比分别为 76.30%、80.08%、82.95% 和 81.90%，各年龄段工作人员选择"比较关注"与"非常关注"的占比存在差异并具有显著统计学意义。

从合同类型来看，事业编制和非事业编制疾病预防控制中心工作人员选择"比较关注"与"非常关注"的占比分别为 81.66% 和 72.97%，不同合同类型工作人员选择"比较关注"与"非常关注"的占比存在差异并具有显著统计学意义。

从职称来看，高级、中级、初级和无职称的疾病预防控制中心工作人员选择"比较关注"与"非常关注"的占比分别为 83.40%、82.33%、78.36% 和 77.30%，不同职称工作人员选择"比较关注"与"非常关注"的占比存在差异并具有显著统计学意义。

从最高文化程度来看，硕士及以上、本科、大专和高中/中专及以下学历的疾病预防控制中心工作人员选择"比较关注"与"非常关注"的占比分别为 81.66%、81.03%、79.48% 和 75.71%，不同最高文化程度工作人员选择"比较关注"与"非常关注"的占比存在差异并具有统计学意义。

从工龄来看，4 年及以下、5～14 年、15～24 年和 25 年及以上的疾病预防控制中心工作人员选择"比较关注"与"非常关注"的占比分别为 76.87%、79.75%、81.63% 和 82.55%，各工龄段工作人员选择"比较关注"与"非常关注"的占比存在差异并具有显著统计学意义。

表 3-45　疾控体系改革关注程度分析

项目		"比较关注"与"非常关注"的人数/人	占比/%	卡方	P
总体（有效问卷数：8 772 份）		7 064	80.53	—	—
机构级别	中国疾病预防控制中心	616	79.18	4.33	0.228
	省级	525	78.01		
	地（市）级	1 571	81.06		
	区（县）级	4 352	80.85		
性别	男性	2 739	83.33	26.27	<0.001
	女性	4 325	78.85		
年龄	29 岁及以下	1 317	76.30	31.74	<0.001
	30～39 岁	2 247	80.08		
	40～49 岁	2 156	82.95		
	50 岁及以上	1 344	81.90		
合同类型	事业编制	6 230	81.66	47.94	<0.001
	非事业编制	834	72.97		
职称	高级	1 492	83.40	33.15	<0.001
	中级	2 409	82.33		
	初级	2 002	78.36		
	无职称	1 161	77.30		
最高文化程度	硕士及以上	1 331	81.66	11.10	0.011
	本科	3 990	81.03		
	大专	1 344	79.48		
	高中/中专及以下	399	75.71		
工龄	4 年及以下	1 110	76.87	21.78	<0.001
	5～14 年	2 209	79.75		
	15～24 年	1 573	81.63		
	25 年及以上	2 172	82.55		

注：使用 Pearson 卡方检验。

由表 3-46 可知，东部、中部、西部地区共 7 994 个有效样本，选择"比较关注"与"非常关注"的人数为 6 448 人，占比为 80.66%。东部、中部和西部地区疾病预防控制中心工作人员选择"比较关注"与"非常关注"的占比分别为 83.19%、79.65% 和 79.45%，各地区疾病预防控制中心工作人员选择"比较关注"与"非常关注"的占比存在差异并具有显著统计学意义。

江苏省共 969 个有效样本，选择"比较关注"与"非常关注"的人数为 802 人，占比为 82.77%，省级、地（市）级和区（县）级疾病预防控制中心工作人员选择"比较关注"与"非常关注"的占比分别为 72.50%、83.95% 和 82.81%。

山东省共 1 387 个有效样本，选择"比较关注"与"非常关注"的人数为 1 158 人，占比为 83.49%，省级、地（市）级和区（县）级疾病预防控制中心工作人员选择"比较关注"与"非常关注"的占比分别为 73.49%、84.21% 和 84.08%，各级疾病预防控制中心工作人员选择"比较关注"与"非常关注"的占比存在差异并具有统计学意义。

湖北省共 620 个有效样本，选择"比较关注"与"非常关注"的人数为 537 人，占比为 86.61%，省级、地（市）级和区（县）级疾病预防控制中心工作人员选择"比较关注"与"非常关注"的占比分别为 78.75%、84.62% 和 89.57%，各级疾病预防控制中心工作人员选择"比较关注"与"非常关注"的占比存在差异并具有统计学意义。

江西省共 3 675 个有效样本，选择"比较关注"与"非常关注"的人数为 2 884 人，占比为 78.48%，省级、地（市）级和区（县）级疾病预防控制中心工作人员选择"比较关注"与"非常关注"的占比分别为 87.50%、77.85% 和 78.26%。

贵州省共 658 个有效样本，选择"比较关注"与"非常关注"的人数为 533 人，占比为 81.00%，省级、地（市）级和区（县）级疾病预防控制中心工作人员选择"比较关注"与"非常关注"的占比分别为 79.71%、78.40% 和 83.39%。

四川省共 685 个有效样本，选择"比较关注"与"非常关注"的人数为 534 人，占比为 77.96%，省级、地（市）级和区（县）级疾病预防控制中心工作人员选择"比较关注"与"非常关注"的占比分别为 72.19%、77.54% 和 80.69%。

表 3-46 地区和区域疾控体系改革关注程度分析

项目		"比较关注"与"非常关注"的人数/人	占比/%	卡方	P
地区（有效样本：7 994 个）	东部	1 960	83.19	13.75	0.001
	中部	3 421	79.65		
	西部	1 067	79.45		
	合计	6 448	80.66	—	—
区域（江苏）（有效样本：969 个）	省级	29	72.50	3.28	0.194
	地（市）级	272	83.95		
	区（县）级	501	82.81		
	合计	802	82.77	—	—
区域（山东）（有效样本：1 387 个）	省级	61	73.49	6.40	0.041
	地（市）级	384	84.21		
	区（县）级	713	84.08		
	合计	1 158	83.49	—	—
区域（湖北）（有效样本：620 个）	省级	63	78.75	7.53	0.023
	地（市）级	165	84.62		
	区（县）级	309	89.57		
	合计	537	86.61	—	—
区域（江西）（有效样本：3 675 个）	省级	98	87.50	5.62	0.060
	地（市）级	478	77.85		
	区（县）级	2 308	78.26		
	合计	2 884	78.48	—	—
区域（贵州）（有效样本：658 个）	省级	165	79.71	2.01	0.366
	地（市）级	127	78.40		
	区（县）级	241	83.39		
	合计	533	81.00	—	—
区域（四川）（有效样本：685 个）	省级	109	72.19	4.46	0.108
	地（市）级	145	77.54		
	区（县）级	280	80.69		
	合计	534	77.96	—	—

注：使用 Pearson 卡方检验。

3.11 工作强度

3.11.1 每周工作小时数

由表 3-47 可知，疾病预防控制中心中，8 772 名纳入分析人员每周工作小时数中值为 40 小时。

从机构级别来看，中国疾病预防控制中心、省级、地（市）级和区（县）级疾病预防控制中心工作人员的每周工作小时数中值都是 40 小时，各级疾病预防控制中心工作人员的每周工作小时数分布之间的差异具有显著统计学意义。

从性别来看，疾病预防控制中心男性和女性工作人员的每周工作小时数中值都是 40 小时，不同性别工作人员的每周工作小时数分布之间的差异具有显著统计学意义。

从年龄来看，29 岁及以下、30～39 岁、40～49 岁和 50 岁及以上的疾病预防控制中心工作人员的每周工作小时数中值都是 40 小时，不同年龄段工作人员的每周工作小时数分布之间的差异具有显著统计学意义。

从合同类型来看，事业编制和非事业编制的疾病预防控制中心工作人员的每周工作小时数中值都是 40 小时，在编和非在编人员的每周工作小时数分布之间的差异具有显著统计学意义。

从职称来看，高级、中级、初级和无职称疾病预防控制中心工作人员的每周工作小时数中值都是 40 小时，不同职称的工作人员的每周工作小时数分布之间的差异具有显著统计学意义。

从最高文化程度来看，硕士及以上、本科、大专和高中/中专及以下学历的疾病预防控制中心工作人员每周工作小时数中值都是 40 小时，不同最高文化程度的工作人员每周工作小时数分布之间的差异具有显著统计学意义。

从工龄来看，工龄分别为 4 年及以下、5～14 年、15～24 年和 25 年及以上的疾病预防控制中心工作人员每周工作小时数中值都是 40 小时，不同工龄的工作人员每周工作小时数分布之间的差异具有显著统计学意义。

表 3-47　每周工作小时数分析

项目		中值/小时	H	P
总体（有效问卷数：8 772 份）		40	—	—
机构级别	中国疾病预防控制中心	40	70.74	<0.001
	省级	40		
	地（市）级	40		
	区（县）级	40		
性别	男性	40	63.19	<0.001
	女性	40		
年龄	29 岁及以下	40	102.72	<0.001
	30～39 岁	40		
	40～49 岁	40		
	50 岁及以上	40		
合同类型	事业编制	40	105.90	<0.001
	非事业编制	40		
职称	高级	40	116.09	<0.001
	中级	40		
	初级	40		
	无职称	40		
最高文化程度	硕士及以上	40	52.38	<0.001
	本科	40		
	大专	40		
	高中/中专及以下	40		
工龄	4 年及以下	40	67.39	<0.001
	5～14 年	40		
	15～24 年	40		
	25 年及以上	40		

注：使用 Kruskal-Wallis 检验；H 为其统计量。

由表 3-48 可知，东部、中部、西部地区共 7 994 个有效样本。东部、中部和西部地区疾病预防控制中心工作人员的每周工作小时数中值都是 40 小时。

　　江苏省共 969 个有效样本。省级、地（市）级和区（县）级疾病预防控制中心工作人员的每周工作小时数中值都是 40 小时,各级疾病预防控制中心工作人员每周工作小时数分布之间的差异具有显著统计学意义。

　　山东省共 1 387 个有效样本。省级、地（市）级和区（县）级疾病预防控制中心工作人员的每周工作小时数中值分别为 45 小时、40 小时和 40 小时,省级疾病预防控制中心工作人员每周工作小时数最多,且各级疾病预防控制中心工作人员每周工作小时数分布之间的差异具有显著统计学意义。

　　湖北省共 620 个有效样本。省级、地（市）级和区（县）级疾病预防控制中心工作人员的每周工作小时数中值都是 40 小时。

　　江西省共 3 675 个有效样本。省级、地（市）级和区（县）级疾病预防控制中心工作人员的每周工作小时数中值都是 40 小时,各级疾病预防控制中心工作人员每周工作小时数分布之间的差异具有显著统计学意义。

　　贵州省共 658 个有效样本。省级、地（市）级和区（县）级疾病预防控制中心工作人员的每周工作小时数中值都是 40 小时。

　　四川省共 685 个有效样本。省级、地（市）级和区（县）级疾病预防控制中心工作人员的每周工作小时数中值都是 40 小时,各级疾病预防控制中心工作人员每周工作小时数分布之间的差异具有统计学意义。

表 3-48　地区和区域每周工作小时数分析

项目		中值/小时	H	P
地区 （有效样本: 7 994 个）	东部	40	2.56	0.279
	中部	40		
	西部	40		
	合计	40	—	—
区域（江苏） （有效样本: 969 个）	省级	40	25.32	<0.001
	地（市）级	40		
	区（县）级	40		
	合计	40	—	—
区域（山东） （有效样本: 1 387 个）	省级	45	13.76	<0.001
	地（市）级	40		
	区（县）级	40		
	合计	40	—	—

项目		中值/小时	H	P^*
区域（湖北） （有效样本： 620 个）	省级	40		
	地（市）级	40	1.61	0.448
	区（县）级	40		
	合计	40	—	—
区域（江西） （有效样本： 3 675 个）	省级	40		
	地（市）级	40	34.17	<0.001
	区（县）级	40		
	合计	40	—	—
区域（贵州） （有效样本： 658 个）	省级	40		
	地（市）级	40	3.21	0.201
	区（县）级	40		
	合计	40	—	—
区域（四川） （有效样本： 685 个）	省级	40		
	地（市）级	40	6.13	0.047
	区（县）级	40		
	合计	40	—	—

注：使用 Kruskal-Wallis 检验；H 为其统计量。

3.11.2 每天工作小时数

由表 3-49 可知，疾病预防控制中心中，8 772 名纳入分析人员每天工作小时数中值为 8 小时。

从机构级别来看，中国疾病预防控制中心、省级、地（市）级和区（县）级疾病预防控制中心工作人员的每天工作小时数中值都是 8 小时，各级疾病预防控制中心工作人员的每天工作小时数分布之间的差异具有显著统计学意义。

从性别来看，疾病预防控制中心男性和女性工作人员的每天工作小时数中值都是 8 小时，不同性别工作人员的每天工作小时数分布之间的差异具有显著统计学意义。

从年龄来看，29 岁及以下、30～39 岁、40～49 岁和 50 岁及以上的疾病预防控制中心工作人员的每天工作小时数中值都是 8 小时，不同年龄段工作人员的每天工作小时数分布之间的差异具有显著统计学意义。

从合同类型来看，事业编制和非事业编制的疾病预防控制中心工作人员的每天工作小时数中值都是 8 小时，在编和非在编人员的每天工作小时数分布之间的差异具有显著统计学意义。

　　从职称来看，高级、中级、初级和无职称的疾病预防控制中心工作人员每天工作小时数中值都是 8 小时，不同职称的工作人员的每天工作小时数分布之间的差异具有显著统计学意义。

　　从最高文化程度来看，硕士及以上、本科、大专和高中/中专及以下学历的疾病预防控制中心工作人员每天工作小时数中值都是 8 小时，不同最高文化程度的工作人员的每天工作小时数分布之间的差异具有显著统计学意义。

　　从工龄来看，工龄分别为 4 年及以下、5～14 年、15～24 年和 25 年及以上的疾病预防控制中心工作人员每天工作小时数中值都是 8 小时，不同工龄的工作人员每天工作小时数分布之间的差异具有显著统计学意义。

表 3-49　每天工作小时数分析

项目		中值/小时	H	P
总体（有效问卷数：8 772 份）		8	—	—
机构级别	中国疾病预防控制中心	8	68.46	<0.001
	省级	8		
	地（市）级	8		
	区（县）级	8		
性别	男性	8	43.96	<0.001
	女性	8		
年龄	29 岁及以下	8	118.79	<0.001
	30～39 岁	8		
	40～49 岁	8		
	50 岁及以上	8		
合同类型	事业编制	8	77.81	<0.001
	非事业编制	8		
职称	高级	8	118.59	<0.001
	中级	8		
	初级	8		
	无职称	8		

	项目	中值/小时	H	P
最高文化程度	硕士及以上	8	64.79	<0.001
	本科	8		
	大专	8		
	高中/中专及以下	8		
工龄	4 年及以下	8	84.11	<0.001
	5～14 年	8		
	15～24 年	8		
	25 年及以上	8		

注：使用 Kruskal-Wallis 检验；H 为其统计量。

由表 3-50 可知，东部、中部、西部地区共 7 994 个有效样本。东部、中部和西部地区疾病预防控制中心工作人员的每天工作小时数中值都是 8 小时，不同地区的疾病预防控制中心工作人员每天工作小时数分布之间的差异具有统计学意义。

江苏省共 969 个有效样本。省级、地（市）级和区（县）级疾病预防控制中心工作人员的每天工作小时数中值都是 8 小时。

山东省共 1 387 个有效样本，每周工作小时数中值是 40 小时。省级、地（市）级和区（县）级疾病预防控制中心工作人员的每天工作小时数中值分别为 8.2 小时、8 小时和 8 小时，省级疾病预防控制中心工作人员每天工作小时数最多，且各级疾病预防控制中心工作人员每天工作小时数分布之间的差异具有显著统计学意义。

表 3-50　地区和区域每天工作小时数分析

	项目	中值/小时	H	P
地区（有效样本：7 994 个）	东部	8	10.24	0.006
	中部	8		
	西部	8		
	合计	8	—	—
区域（江苏）（有效样本：969 个）	省级	8	5.45	0.066
	地（市）级	8		
	区（县）级	8		
	合计	8	—	—

项目		中值/小时	H	P
区域（山东） （有效样本： 1 387 个）	省级	8.2	11.72	0.003
	地（市）级	8		
	区（县）级	8		
	合计	8	—	—
区域（湖北） （有效样本： 620 个）	省级	8	0.29	0.865
	地（市）级	8		
	区（县）级	8		
	合计	8	—	—
区域（江西） （有效样本： 3 675 个）	省级	8	9.58	0.008
	地（市）级	8		
	区（县）级	8		
	合计	8	—	—
区域（贵州） （有效样本： 658 个）	省级	8	1.42	0.492
	地（市）级	8		
	区（县）级	8		
	合计	8	—	—
区域（四川） （有效样本： 685 个）	省级	8	0.09	0.955
	地（市）级	8		
	区（县）级	8		
	合计	8	—	—

注：使用 Kruskal-Wallis 检验；H 为其统计量。

湖北省共 620 个有效样本。省级、地（市）级和区（县）级疾病预防控制中心工作人员的每天工作小时数中值都是 8 小时。

江西省共 3 675 个有效样本。省级、地（市）级和区（县）级疾病预防控制中心工作人员的每天工作小时数中值都是 8 小时，各级疾病预防控制中心工作人员每天工作小时数分布之间的差异具有显著统计学意义。

贵州省共 658 个有效样本。省级、地（市）级和区（县）级疾病预防控制中心工作人员的每天工作小时数中值都是 8 小时。

四川省共 685 个有效样本。省级、地（市）级和区（县）级疾病预防控制中心工作人员的每天工作小时数中值都是 8 小时。

3.11.3 每月值夜班次数

由表 3-51 可知，疾病预防控制中心中，8 772 名纳入分析人员每月值夜班次数中值为 1 次。

从机构级别来看，中国疾病预防控制中心工作人员的每月值夜班次数中值为 0 次，省级、地（市）级和区（县）级疾病预防控制中心工作人员的每月值夜班次数中值分别为 0 次、1 次和 2 次，各级疾病预防控制中心工作人员的每月值夜班次数中值随机构级别降低而增多，且各级疾病预防控制中心工作人员的每月值夜班次数分布之间的差异具有显著统计学意义。

从性别来看，疾病预防控制中心男性和女性工作人员的每月值夜班次数中值分别为 2 次和 1 次，男性工作人员的每月值夜班次数中值高于女性，且不同性别工作人员的每月值夜班次数分布之间的差异具有显著统计学意义。

从年龄来看，29 岁及以下、30～39 岁、40～49 岁和 50 岁及以上的疾病预防控制中心工作人员的每月值夜班次数中值分别为 2 次、1 次、1 次和 1 次，29 岁及以下疾病预防控制中心工作人员每月值夜班次数最多，且不同年龄段工作人员的每月值夜班次数分布之间的差异具有显著统计学意义。

从合同类型来看，事业编制和非事业编制的疾病预防控制中心工作人员的每月值夜班次数中值都是 1 次。

从职称来看，高级、中级和初级职称的疾病预防控制中心工作人员的每月值夜班次数中值分别为 1 次、1 次和 2 次，无职称人员的每月值夜班次数中值为 1 次，初级职称疾病预防控制中心工作人员每月值夜班次数最多，且不同职称的工作人员的每月值夜班次数分布之间的差异具有显著统计学意义。

从最高文化程度来看，硕士及以上、本科、大专和高中/中专及以下学历的疾病预防控制中心工作人员每月值夜班次数中值分别为 0 次、2 次、1 次和 1 次，本科学历疾病预防控制中心工作人员每月值夜班次数最多，其次是大专和高中/中专及以下学历，最少的是硕士及以上学历，且不同最高文化程度的工作人员的每月值夜班次数分布之间的差异具有显著统计学意义。

从工龄来看，工龄分别为 4 年及以下、5～14 年、15～24 年和 25 年及以上的疾病预防控制中心工作人员每月值夜班次数中值分别为 1.75 次、1 次、1 次和 1 次，4 年及以下工龄的疾病预防控制中心工作人员每月值夜班次数最多，且不同工龄的工作人员每月值夜班次数分布之间的差异具有显著统计学意义。

表 3-51　每月值夜班次数分析

项目		中值/次	H	P
总体（有效问卷数：8 772 份）		1	—	—
机构级别	中国疾病预防控制中心	0	1 311.13	<0.001
	省级	0		
	地（市）级	1		
	区（县）级	2		
性别	男性	2	171.95	<0.001
	女性	1		
年龄	29 岁及以下	2	79.17	<0.001
	30～39 岁	1		
	40～49 岁	1		
	50 岁及以上	1		
合同类型	事业编制	1	0.45	0.500
	非事业编制	1		
职称	高级	1	88.97	<0.001
	中级	1		
	初级	2		
	无职称	1		
最高文化程度	硕士及以上	0	399.24	<0.001
	本科	2		
	大专	1		
	高中/中专及以下	1		
工龄	4 年及以下	1.75	26.70	<0.001
	5～14 年	1		
	15～24 年	1		
	25 年及以上	1		

注：使用 Kruskal-Wallis 检验；H 为其统计量。

由表 3-52 可知，东部、中部、西部地区共 7 994 个有效样本，每月值夜班次数中值为 1 次。东部、中部和西部地区疾病预防控制中心工作人员的每月值夜班次数中值分别为 1 次、2 次和 1 次，中部地区疾病预防控制中心工作人员每月值夜班次数中值最高，不同地区的疾病预防控制中心工作人员每月值夜班次数分布之间的差异具有显著统计学意义。

江苏省共 969 个有效样本，每月值夜班次数中值为 2 次。省级、地（市）级和区（县）级疾病预防控制中心工作人员的每月值夜班次数中值分别为 0 次、1 次和 3 次，各级疾病预防控制中心工作人员每月值夜班次数中值随机构级别降低而增大，且各级疾病预防控制中心工作人员每月值夜班次数分布之间的差异具有显著统计学意义。

山东省共 1 387 个有效样本，每月值夜班次数中值为 1 次。省级、地（市）级和区（县）级疾病预防控制中心工作人员的每月值夜班次数中值分别为 0 次、1 次和 2 次，各级疾病预防控制中心工作人员每月值夜班次数中值随机构级别降低而增大，且各级疾病预防控制中心工作人员每月值夜班次数分布之间的差异具有显著统计学意义。

湖北省共 620 个有效样本，每月值夜班次数中值为 2 次。省级、地（市）级和区（县）级疾病预防控制中心工作人员的每月值夜班次数中值分别为 0 次、1 次和 3 次，各级疾病预防控制中心工作人员每月值夜班次数中值随机构级别降低而增大，且各级疾病预防控制中心工作人员每月值夜班次数分布之间的差异具有显著统计学意义。

江西省共 3 675 个有效样本，每月值夜班次数中值为 2 次。省级、地（市）级和区（县）级疾病预防控制中心工作人员的每月值夜班次数中值分别为 1 次、1 次和 2 次，区（县）级疾病预防控制中心工作人员每月值夜班次数中值最多，省级和地（市）级相同，各级疾病预防控制中心工作人员每月值夜班次数分布之间的差异具有显著统计学意义。

贵州省共 658 个有效样本，每月值夜班次数中值为 1 次。省级、地（市）级和区（县）级疾病预防控制中心工作人员的每月值夜班次数中值分别为 0 次、1 次和 1.5 次，各级疾病预防控制中心工作人员每月值夜班次数中值随机构级别降低而增大，各级疾病预防控制中心工作人员每月值夜班次数分布之间的差异具有显著统计学意义。

　　四川省共 685 个有效样本，每月值夜班次数中值为 1 次。省级、地（市）级和区（县）级疾病预防控制中心工作人员的每月值夜班次数中值分别为 0.1 次、1 次和 1 次，省级疾病预防控制中心工作人员每月值夜班次数中值最少，地（市）级和区（县）级相同，各级疾病预防控制中心工作人员每月值夜班次数分布之间的差异具有显著统计学意义。

表 3-52　地区和区域每月值夜班次数分析

项目		中值/次	H	P
地区 （有效样本： 7 994 个）	东部	1	136.92	<0.001
	中部	2		
	西部	1		
	合计	1	—	—
区域（江苏） （有效样本： 969 个）	省级	0	148.01	<0.001
	地（市）级	1		
	区（县）级	3		
	合计	2	—	—
区域（山东） （有效样本： 1 387 个）	省级	0	102.81	<0.001
	地（市）级	1		
	区（县）级	2		
	合计	1	—	—
区域（湖北） （有效样本： 620 个）	省级	0	79.97	<0.001
	地（市）级	1		
	区（县）级	3		
	合计	2	—	—
区域（江西） （有效样本： 3 675 个）	省级	1	106.78	<0.001
	地（市）级	1		
	区（县）级	2		
	合计	2	—	—
区域（贵州） （有效样本： 658 个）	省级	0	78.66	<0.001
	地（市）级	1		
	区（县）级	1.5		
	合计	1	—	—

项目		中值/次	H	P
区域（四川） （有效样本： 685 个）	省级	0.1		
	地（市）级	1	65.87	<0.001
	区（县）级	1		
	合计	1	—	—

注：使用 Kruskal-Wallis 检验；H 为其统计量。

3.12 新冠疫情防控占用的工作时间比例

由表 3-53 可知，疾病预防控制中心工作人员纳入分析样本（8 772 人）新冠疫情防控占用工作时间比例选择"比较高"与"非常高"的人数为 6 750 人，占比为 76.95%。

从机构级别来看，中国疾病预防控制中心、省级、地（市）级和区（县）级疾病预防控制中心工作人员选择"比较高"与"非常高"的占比分别为 27.38%、55.42%、77.24%和 86.70%，各级疾病预防控制中心工作人员选择"比较高"与"非常高"的占比存在差异并具有显著统计学意义。

从性别来看，疾病预防控制中心男性和女性工作人员选择"比较高"与"非常高"的占比分别为 80.71%和 74.69%，不同性别工作人员选择"比较高"与"非常高"的占比存在差异并具有显著统计学意义。

从年龄来看，29 岁及以下、30～39 岁、40～49 岁和 50 岁及以上疾病预防控制中心工作人员选择"比较高"与"非常高"的占比分别为 80.07%、76.59%、77.84%和 72.88%，各年龄段工作人员选择"比较高"与"非常高"的占比存在差异并具有显著统计学意义。

从合同类型来看，事业编制和非事业编制疾病预防控制中心工作人员选择"比较高"与"非常高"的占比分别为 78.06%和 69.55%，不同合同类型工作人员选择"比较高"与"非常高"的占比存在差异并具有显著统计学意义。

从职称来看，高级、中级、初级和无职称的疾病预防控制中心工作人员选择"比较高"与"非常高"的占比分别为 69.98%、77.65%、81.92%和 75.43%，不同职称工作人员选择"比较高"与"非常高"的占比存在差异并具有显著统计学意义。

从最高文化程度来看，硕士及以上、本科、大专和高中/中专及以下学历的疾病预防控制中心工作人员选择"比较高"与"非常高"的占比分别为 58.90%、82.47%、77.94% 和 77.99%，不同最高文化程度工作人员选择"比较高"与"非常高"的占比存在差异并具有显著统计学意义。

从工龄来看，4 年及以下、5～14 年、15～24 年和 25 年及以上的疾病预防控制中心工作人员选择"比较高"与"非常高"的占比分别为 78.81%、75.99%、77.01% 和 76.89%。

表 3-53　新冠疫情防控占用工作时间比例分析

项目		"比较高"与"非常高"的人数/人	占比/%	卡方	P
总体（有效问卷数：8 772 份）		6 750	76.95	—	—
机构级别	中国疾病预防控制中心	213	27.38	1 500.00	<0.001
	省级	373	55.42		
	地（市）级	1 497	77.24		
	区（县）级	4 667	86.70		
性别	男性	2 653	80.71	41.96	<0.001
	女性	4 097	74.69		
年龄	29 岁及以下	1 382	80.07	26.14	<0.001
	30～39 岁	2 149	76.59		
	40～49 岁	2 023	77.84		
	50 岁及以上	1 196	72.88		
合同类型	事业编制	5 955	78.06	40.53	<0.001
	非事业编制	795	69.55		
职称	高级	1 252	69.98	87.26	<0.001
	中级	2 272	77.65		
	初级	2 093	81.92		
	无职称	1 133	75.43		
最高文化程度	硕士及以上	960	58.90	385.50	<0.001
	本科	4 061	82.47		
	大专	1 318	77.94		
	高中/中专及以下	411	77.99		

项目		"比较高"与"非常高"的人数/人	占比/%	卡方	P
工龄	4 年及以下	1 138	78.81	4.25	0.235
	5～14 年	2 105	75.99		
	15～24 年	1 484	77.01		
	25 年及以上	2 023	76.89		

注：使用 Pearson 卡方检验。

　　由表 3-54 可知，东部、中部、西部地区共 7 994 个有效样本，选择"比较高"与"非常高"的人数为 6 537 人，占比为 81.77%。东部、中部和西部地区疾病预防控制中心工作人员选择"比较高"与"非常高"的占比分别为 85.23%、82.51%和 73.34%，各地区疾病预防控制中心工作人员选择"比较高"与"非常高"的占比存在差异并具有显著统计学意义。

　　江苏省共 969 个有效样本，选择"比较高"与"非常高"的人数为 818 人，占比为 84.42%，省级、地（市）级和区（县）级疾病预防控制中心工作人员选择"比较高"与"非常高"的占比分别为 47.50%、77.47%和 90.58%，各级疾病预防控制中心工作人员选择"比较高"与"非常高"的占比存在差异并具有显著统计学意义。

　　山东省共 1 387 个有效样本，选择"比较高"与"非常高"的人数为 1 190 人，占比为 85.80%，省级、地（市）级和区（县）级疾病预防控制中心工作人员选择"比较高"与"非常高"的占比分别为 59.04%、82.02%和 90.45%，各级疾病预防控制中心工作人员选择"比较高"与"非常高"的占比存在差异并具有显著统计学意义。

　　湖北省共 620 个有效样本，选择"比较高"与"非常高"的人数为 492 人，占比为 79.35%，省级、地（市）级和区（县）级疾病预防控制中心工作人员选择"比较高"与"非常高"的占比分别为 58.75%、80.51%和 83.48%，各级疾病预防控制中心工作人员选择"比较高"与"非常高"的占比存在差异并具有显著统计学意义。

　　江西省共 3 675 个有效样本，选择"比较高"与"非常高"的人数为 3 052 人，占比为 83.05%，省级、地（市）级和区（县）级疾病预防控制中心工作人员选择"比较高"与"非常高"的占比分别为 53.57%、72.48%和 86.37%，各级疾病预防控制中心工作人员选择"比较高"与"非常高"的占比存在差异并具有显著统计学意义。

　　贵州省共 658 个有效样本,选择"比较高"与"非常高"的人数为 477 人,占比为 72.49%,省级、地(市)级和区(县)级疾病预防控制中心工作人员选择"比较高"与"非常高"的占比分别为 61.35%、77.78% 和 77.51%,各级疾病预防控制中心工作人员选择"比较高"与"非常高"的占比存在差异并具有显著统计学意义。

　　四川省共 685 个有效样本,选择"比较高"与"非常高"的人数为 508 人,占比为 74.16%,省级、地(市)级和区(县)级疾病预防控制中心工作人员选择"比较高"与"非常高"的占比分别为 47.02%、77.01% 和 84.44%,各级疾病预防控制中心工作人员选择"比较高"与"非常高"的占比存在差异并具有显著统计学意义。

表 3-54　地区和区域新冠疫情防控占用工作时间比例分析

项目		"比较高"与"非常高"的人数/人	占比/%	卡方	P
地区 (有效样本: 7 994 个)	东部	2 008	85.23	84.50	<0.001
	中部	3 544	82.51		
	西部	985	73.34		
	合计	6 537	81.77	—	—
区域(江苏) (有效样本: 969 个)	省级	19	47.50	70.79	<0.001
	地(市)级	251	77.47		
	区(县)级	548	90.58		
	合计	818	84.42	—	—
区域(山东) (有效样本: 1 387 个)	省级	49	59.04	69.18	<0.001
	地(市)级	374	82.02		
	区(县)级	767	90.45		
	合计	1 190	85.80	—	—
区域(湖北) (有效样本: 620 个)	省级	47	58.75	24.47	<0.001
	地(市)级	157	80.51		
	区(县)级	288	83.48		
	合计	492	79.35	—	—

项目		"比较高"与"非常高"的人数/人	占比/%	卡方	P
区域(江西)(有效样本:3 675个)	省级	60	53.57	140.96	<0.001
	地(市)级	445	72.48		
	区(县)级	2 547	86.37		
	合计	3 052	83.05	—	—
区域(贵州)(有效样本:658个)	省级	127	61.35	18.80	<0.001
	地(市)级	126	77.78		
	区(县)级	224	77.51		
	合计	477	72.49	—	—
区域(四川)(有效样本:685个)	省级	71	47.02	77.96	<0.001
	地(市)级	144	77.01		
	区(县)级	293	84.44		
	合计	508	74.16	—	—

注:使用 Pearson 卡方检验。

3.13 工作量评价

由表 3-55 可知,疾病预防控制中心工作人员纳入分析样本(8 772 人)工作量选择"比较多"与"非常多"的人数为 6 865 人,占比为 78.26%。

从机构级别来看,中国疾病预防控制中心、省级、地(市)级和区(县)级疾病预防控制中心工作人员选择"比较多"与"非常多"的占比分别为 74.16%、73.85%、78.53% 和 79.31%,各级疾病预防控制中心工作人员选择"比较多"与"非常多"的占比存在差异并具有显著统计学意义。

从性别来看,疾病预防控制中心男性和女性工作人员选择"比较多"与"非常多"的占比分别为 81.05% 和 76.59%,不同性别工作人员选择"比较多"与"非常多"的占比存在差异并具有显著统计学意义。

从年龄来看,29 岁及以下、30～39 岁、40～49 岁和 50 岁及以上疾病预防控制中心工作人员选择"比较多"与"非常多"的占比分别为 70.34%、82.36%、82.38% 和 73.07%,各年龄段工作人员选择"比较多"与"非常多"的占比存在差异并具有显著统计学意义。

从合同类型来看,事业编制和非事业编制疾病预防控制中心工作人员选择"比较多"与"非常多"的占比分别为 80.10% 和 65.97%，不同合同类型工作人员选择"比较多"与"非常多"的占比存在差异并具有显著统计学意义。

从职称来看，高级、中级、初级和无职称的疾病预防控制中心工作人员选择"比较多"与"非常多"的占比分别为 82.95%、80.90%、77.30% 和 69.17%，各职称工作人员选择"比较多"与"非常多"的占比存在差异并具有显著统计学意义。

从最高文化程度来看，硕士及以上、本科、大专和高中/中专及以下学历的疾病预防控制中心工作人员选择"比较多"与"非常多"的占比分别为 80.67%、80.46%、72.50% 和 68.69%，各文化程度工作人员选择"比较多"与"非常多"的占比存在差异并具有显著统计学意义。

从工龄来看，4 年及以下、5～14 年、15～24 年和 25 年及以上的疾病预防控制中心工作人员选择"比较多"与"非常多"的占比分别为 70.43%、81.16%、82.56% 和 76.36%，各工龄段工作人员选择"比较多"与"非常多"的占比存在差异并具有显著统计学意义。

表 3-55　工作量分析

项目		"比较多"与"非常多"的人数/人	占比/%	卡方	P
总体（有效问卷数：8 772 份）		6 865	78.26	—	—
机构级别	中国疾病预防控制中心	577	74.16	18.91	<0.001
	省级	497	73.85		
	地（市）级	1 522	78.53		
	区（县）级	4 269	79.31		
性别	男性	2 664	81.05	23.99	<0.001
	女性	4 201	76.59		
年龄	29 岁及以下	1 214	70.34	143.35	<0.001
	30～39 岁	2 311	82.36		
	40～49 岁	2 141	82.38		
	50 岁及以上	1 199	73.07		
合同类型	事业编制	6 111	80.10	116.75	<0.001
	非事业编制	754	65.97		

项目		"比较多"与"非常多"的人数/人	占比/%	卡方	P
职称	高级	1 484	82.95	109.35	<0.001
	中级	2 367	80.90		
	初级	1 975	77.30		
	无职称	1 039	69.17		
最高文化程度	硕士及以上	1 315	80.67	80.96	<0.001
	本科	3 962	80.46		
	大专	1 226	72.50		
	高中/中专及以下	362	68.69		
工龄	4 年及以下	1 017	70.43	92.26	<0.001
	5~14 年	2 248	81.16		
	15~24 年	1 591	82.56		
	25 年及以上	2 009	76.36		

注：使用 Pearson 卡方检验。

由表 3-56 可知，东部、中部、西部地区共 7 994 个有效样本，选择"比较多"与"非常多"的人数为 6 288 人，占比为 78.66%。东部、中部和西部地区疾病预防控制中心工作人员选择"比较多"与"非常多"的占比分别为 82.64%、77.25% 和 76.17%，各地区疾病预防控制中心工作人员选择"比较多"与"非常多"的占比存在差异并具有显著统计学意义。

江苏省共 969 个有效样本，选择"比较多"与"非常多"的人数为 770 人，占比为 79.46%，省级、地（市）级和区（县）级三级疾病预防控制中心工作人员选择"比较多"与"非常多"的占比分别为 62.50%、75.62% 和 82.64%，各级疾病预防控制中心工作人员选择"比较多"与"非常多"的占比存在差异并具有显著统计学意义。

山东省共 1 387 个有效样本，选择"比较多"与"非常多"的人数为 1 177 人，占比为 84.86%，省级、地（市）级和区（县）级三级疾病预防控制中心工作人员选择"比较多"与"非常多"的占比分别为 85.54%、85.31% 和 84.55%。

湖北省共 620 个有效样本，选择"比较多"与"非常多"的人数为 506 人，占比为 81.61%，省级、地（市）级和区（县）级三级疾病预防控制中心工作人员选择"比较多"与"非常多"的占比分别为 80.00%、77.95% 和 84.06%。

江西省共 3 675 个有效样本，选择"比较多"与"非常多"的人数为 2 812 人，占比为 76.52%，省级、地（市）级和区（县）级三级疾病预防控制中心工作人员选择"比较多"与"非常多"的占比分别为 77.68%、74.27% 和 76.94%。

贵州省共 658 个有效样本，选择"比较多"与"非常多"的人数为 503 人，占比为 76.44%，省级、地（市）级和区（县）级三级疾病预防控制中心工作人员选择"比较多"与"非常多"的占比分别为 72.95%、80.25% 和 76.82%。

四川省共 685 个有效样本，选择"比较多"与"非常多"的人数为 520 人，占比为 75.91%，省级、地（市）级和区（县）级三级疾病预防控制中心工作人员选择"比较多"与"非常多"的占比分别为 65.56%、80.21% 和 78.10%，各级疾病预防控制中心工作人员选择"比较多"与"非常多"的占比存在差异并具有显著统计学意义。

表 3-56　地区和区域工作量分析

项目		"比较多"与"非常多"的人数/人	占比/%	卡方	P
地区 （有效样本： 7 994 个）	东部	1 947	82.64	32.25	<0.001
	中部	3 318	77.25		
	西部	1 023	76.17		
	合计	6 288	78.66	—	—
区域（江苏） （有效样本： 969 个）	省级	25	62.50	13.74	0.001
	地（市）级	245	75.62		
	区（县）级	500	82.64		
	合计	770	79.46	—	—
区域（山东） （有效样本： 1 387 个）	省级	71	85.54	0.16	0.921
	地（市）级	389	85.31		
	区（县）级	717	84.55		
	合计	1 177	84.86	—	—
区域（湖北） （有效样本： 620 个）	省级	64	80.00	3.26	0.196
	地（市）级	152	77.95		
	区（县）级	290	84.06		
	合计	506	81.61	—	—

项目		"比较多"与"非常多"的人数/人	占比/%	卡方	P
区域（江西）（有效样本：3 675 个）	省级	87	77.68	2.11	0.348
	地（市）级	456	74.27		
	区（县）级	2 269	76.94		
	合计	2 812	76.52	—	—
区域（贵州）（有效样本：658 个）	省级	151	72.95	2.73	0.255
	地（市）级	130	80.25		
	区（县）级	222	76.82		
	合计	503	76.44	—	—
区域（四川）（有效样本：685 个）	省级	99	65.56	11.64	0.003
	地（市）级	150	80.21		
	区（县）级	271	78.10		
	合计	520	75.91	—	—

注：使用 Pearson 卡方检验。

3.14　总体工作满意度状况

由表 3-57 可知，疾病预防控制中心工作人员纳入分析样本（8 772 人）总体工作满意度选择"比较满意"与"非常满意"的人数为 4 929 人，占比为 56.19%。

从机构级别来看，中国疾病预防控制中心、省级、地（市）级和区（县）级疾病预防控制中心工作人员选择"比较满意"与"非常满意"的占比分别为 37.02%、52.75%、55.83% 和 59.52%，各级疾病预防控制中心工作人员选择"比较满意"与"非常满意"的占比存在差异并具有显著统计学意义。

从性别来看，疾病预防控制中心男性和女性工作人员选择"比较满意"与"非常满意"的占比分别为 53.85% 和 57.59%，不同性别工作人员选择"比较满意"与"非常满意"的占比存在差异并具有显著统计学意义。

从年龄来看，29 岁及以下、30～39 岁、40～49 岁和 50 岁及以上疾病预防控制中心工作人员选择"比较满意"与"非常满意"的占比分别为 56.55%、51.28%、57.71% 和 61.79%，各年龄段工作人员选择"比较满意"与"非常满意"的占比存在差异并具有显著统计学意义。

从合同类型来看，事业编制和非事业编制疾病预防控制中心工作人员选择"比较满意"与"非常满意"的占比分别为 54.65%和 66.49%，不同合同类型工作人员选择"比较满意"与"非常满意"的占比存在差异并具有显著统计学意义。

从职称来看，高级、中级、初级和无职称的疾病预防控制中心工作人员选择"比较满意"与"非常满意"的占比分别为 51.15%、56.02%、57.14%和 60.92%，各职称工作人员选择"比较满意"与"非常满意"的占比存在差异并具有显著统计学意义。

从最高文化程度来看，硕士及以上、本科、大专和高中/中专及以下学历的疾病预防控制中心工作人员选择"比较满意"与"非常满意"的占比分别为 44.66%、55.28%、66.06%和 68.69%，各文化程度工作人员选择"比较满意"与"非常满意"的占比存在差异并具有显著统计学意义。

从工龄来看，4 年及以下、5～14 年、15～24 年和 25 年及以上的疾病预防控制中心工作人员选择"比较满意"与"非常满意"的占比分别为 56.23%、51.41%、56.77%和 60.78%，各工龄段工作人员选择"比较满意"与"非常满意"的占比存在差异并具有显著统计学意义。

表 3-57 总体工作满意度分析

项目		"比较满意"与"非常满意"的人数/人	占比/%	卡方	P
总体（有效问卷数：8 772 份）		4 929	56.19	—	—
机构级别	中国疾病预防控制中心	288	37.02	143.77	<0.001
	省级	355	52.75		
	地（市）级	1 082	55.83		
	区（县）级	3 204	59.52		
性别	男性	1 770	53.85	11.71	0.001
	女性	3 159	57.59		
年龄	29 岁及以下	976	56.55	50.91	<0.001
	30～39 岁	1 439	51.28		
	40～49 岁	1 500	57.71		
	50 岁及以上	1 014	61.79		
合同类型	事业编制	4 169	54.65	56.66	<0.001
	非事业编制	760	66.49		

项目		"比较满意"与"非常满意"的人数/人	占比/%	卡方	P
职称	高级	915	51.15	33.11	<0.001
	中级	1 639	56.02		
	初级	1 460	57.14		
	无职称	915	60.92		
最高文化程度	硕士及以上	728	44.66	189.96	<0.001
	本科	2 722	55.28		
	大专	1 117	66.06		
	高中/中专及以下	362	68.69		
工龄	4 年及以下	812	56.23	48.47	<0.001
	5~14 年	1 424	51.41		
	15~24 年	1 094	56.77		
	25 年及以上	1 599	60.78		

注：使用 Pearson 卡方检验。

由表 3-58 可知，东部、中部、西部地区共 7 994 个有效样本，选择"比较满意"与"非常满意"的人数为 4 641 人，占比为 58.06%。东部、中部和西部地区疾病预防控制中心工作人员选择"比较满意"与"非常满意"的占比分别为 65.66%、55.02%和 54.43%，各地区疾病预防控制中心工作人员选择"比较满意"与"非常满意"的占比存在差异并具有显著统计学意义。

江苏省共 969 个有效样本，选择"比较满意"与"非常满意"的人数为 569 人，占比为 58.72%，省级、地（市）级和区（县）级三级疾病预防控制中心工作人员选择"比较满意"与"非常满意"的占比分别为 75.00%、60.80%和 56.53%，各级疾病预防控制中心工作人员选择"比较满意"与"非常满意"的占比存在差异并具有统计学意义。

山东省共 1 387 个有效样本，选择"比较满意"与"非常满意"的人数为 978 人，占比为 70.51%，省级、地（市）级和区（县）级三级疾病预防控制中心工作人员选择"比较满意"与"非常满意"的占比分别为 73.49%、75.22%和 67.69%，各级疾病预防控制中心工作人员选择"比较满意"与"非常满意"的占比存在差异并具有统计学意义。

湖北省共 620 个有效样本，选择"比较满意"与"非常满意"的人数为 406 人，占比为 65.48%，省级、地（市）级和区（县）级三级疾病预防控制中心工作人员选择"比较满意"与"非常满意"的占比分别为 55.00%、59.49% 和 71.30%，各级疾病预防控制中心工作人员选择"比较满意"与"非常满意"的占比存在差异并具有显著统计学意义。

江西省共 3 675 个有效样本，选择"比较满意"与"非常满意"的人数为 1 957 人，占比为 53.25%，省级、地（市）级和区（县）级三级疾病预防控制中心工作人员选择"比较满意"与"非常满意"的占比分别为 34.82%、42.18% 和 56.26%，各级疾病预防控制中心工作人员选择"比较满意"与"非常满意"的占比存在差异并具有显著统计学意义。

贵州省共 658 个有效样本，选择"比较满意"与"非常满意"的人数为 369 人，占比为 56.08%，省级、地（市）级和区（县）级三级疾病预防控制中心工作人员选择"比较满意"与"非常满意"的占比分别为 50.24%、45.68% 和 66.09%，各级疾病预防控制中心工作人员选择"比较满意"与"非常满意"的占比存在差异并具有显著统计学意义。

四川省共 685 个有效样本，选择"比较满意"与"非常满意"的人数为 362 人，占比为 52.85%，省级、地（市）级和区（县）级三级疾病预防控制中心工作人员选择"比较满意"与"非常满意"的占比分别为 50.99%、49.73% 和 55.33%。

表 3-58　地区和区域总体工作满意度分析

项目		"比较满意"与"非常满意"的人数/人	占比/%	卡方	P
地区（有效样本：7 994 个）	东部	1 547	65.66	79.51	<0.001
	中部	2 363	55.02		
	西部	731	54.43		
	合计	4 641	58.06	—	—
区域（江苏）（有效样本：969 个）	省级	30	75.00	6.15	0.046
	地（市）级	197	60.80		
	区（县）级	342	56.53		
	合计	569	58.72	—	—
区域（山东）（有效样本：1 387 个）	省级	61	73.49	8.47	0.015
	地（市）级	343	75.22		
	区（县）级	574	67.69		
	合计	978	70.51	—	—

项目		"比较满意"与"非常满意"的人数/人	占比/%	卡方	P
区域（湖北）（有效样本：620个）	省级	44	55.00	12.16	0.002
	地（市）级	116	59.49		
	区（县）级	246	71.30		
	合计	406	65.48	—	—
区域（江西）（有效样本：3 675个）	省级	39	34.82	56.20	<0.001
	地（市）级	259	42.18		
	区（县）级	1 659	56.26		
	合计	1 957	53.25	—	—
区域（贵州）（有效样本：658个）	省级	104	50.24	21.74	<0.001
	地（市）级	74	45.68		
	区（县）级	191	66.09		
	合计	369	56.08	—	—
区域（四川）（有效样本：685个）	省级	77	50.99	1.80	0.407
	地（市）级	93	49.73		
	区（县）级	192	55.33		
	合计	362	52.85	—	—

注：使用 Pearson 卡方检验。

第 — 4 — 章
工作积极性影响因素
重要性分析

4.1 不同级别疾病预防控制中心人员工作积极性影响因素重要性排序

4.1.1 总样本工作积极性影响因素重要性排序

疾病预防控制中心工作人员工作积极性影响因素重要性的排序结果见表4-1。

表4-1 疾病预防控制中心工作人员工作积极性影响因素重要性排序

影响因素	重要性评分/分	排序
收入水平	92.39	1
福利水平	91.31	2
合同类型	88.60	3
单位管理制度	88.47	4
个人职业发展的机会	86.20	5
生活环境	85.58	6
单位内部人际关系	84.99	7
工作条件	84.93	8
疾控机构改革动向	84.63	9
新冠疫情防控对个人的压力	84.35	10
单位定位	84.04	11
工作量	83.03	12
公众认可与尊重	82.61	13
岗位类型	82.24	14
培训机会	80.76	15

从总体上看，疾病预防控制中心工作人员工作积极性影响因素重要性排在前5位的分别是收入水平、福利水平、合同类型、单位管理制度、个人职业发展的机会，重要性评分依次为92.39分、91.31分、88.60分、88.47分和86.20分；工作积极性影响因素重要性排在后3位的分别是公众认可与尊重、岗位类型、培训机会，重要性评分依次为82.61分、82.24分和80.76分。

4.1.2   中国疾病预防控制中心样本工作积极性影响因素重要性排序

中国疾病预防控制中心工作人员工作积极性影响因素重要性的排序结果见表 4-2。

表 4-2   中国疾病预防控制中心工作人员工作积极性影响因素重要性排序

影响因素	重要性评分/分	排序
收入水平	91.06	1
福利水平	88.79	2
个人职业发展的机会	86.59	3
单位管理制度	85.18	4
生活环境	82.08	5
合同类型	80.90	6
单位内部人际关系	80.74	7
疾控机构改革动向	79.98	8
工作条件	78.99	9
工作量	76.62	10
岗位类型	74.32	11
公众认可与尊重	74.27	12
单位定位	74.19	13
培训机会	73.58	14
新冠疫情防控对个人的压力	67.97	15

中国疾病预防控制中心工作人员工作积极性影响因素重要性排在前 5 位的影响因素分别是收入水平、福利水平、个人职业发展的机会、单位管理制度、生活环境，重要性评分依次为 91.06 分、88.79 分、86.59 分、85.18 分、82.08 分；工作积极性影响因素重要性排在后 3 位的分别是单位定位、培训机会、新冠疫情防控对个人的压力，重要性评分依次为 74.19 分、73.58 分、67.97 分。

4.1.3   省级疾病预防控制中心样本工作积极性影响因素重要性排序

省级疾病预防控制中心工作人员工作积极性影响因素重要性的排序结果见表 4-3。

表 4-3 省级疾病预防控制中心工作人员工作积极性影响因素重要性排序

影响因素	重要性评分/分	排序
收入水平	91.32	1
福利水平	90.24	2
单位管理制度	87.34	3
合同类型	87.22	4
个人职业发展的机会	86.73	5
生活环境	83.12	6
单位内部人际关系	82.91	7
工作条件	81.61	8
单位定位	81.41	9
疾控机构改革动向	81.26	10
岗位类型	79.29	11
工作量	79.20	12
公众认可与尊重	78.32	13
培训机会	78.29	14
新冠疫情防控对个人的压力	77.25	15

省级疾病预防控制中心工作人员工作积极性影响因素重要性排在前 5 位的分别是收入水平、福利水平、单位管理制度、合同类型、个人职业发展的机会，重要性评分依次为 91.32 分、90.24 分、87.34 分、87.22 分和 86.73 分；工作积极性影响因素重要性排在后 3 位的分别是公众认可与尊重、培训机会、新冠疫情防控对个人的压力，重要性评分依次为 78.32 分、78.29 分和 77.25 分。

4.1.4 地（市）级疾病预防控制中心样本工作积极性影响因素重要性排序

地（市）级疾病预防控制中心工作人员工作积极性影响因素重要性的排序结果见表 4-4。

表 4-4　地（市）级疾病预防控制中心工作人员工作积极性影响因素重要性排序

影响因素	重要性评分/分	排序
收入水平	92.20	1
福利水平	91.04	2
合同类型	89.35	3
单位管理制度	88.17	4
个人职业发展的机会	86.29	5
疾控机构改革动向	84.45	6
工作条件	84.27	7
生活环境	84.25	8
新冠疫情防控对个人的压力	84.13	9
单位内部人际关系	83.92	10
单位定位	83.50	11
工作量	82.59	12
公众认可与尊重	82.39	13
岗位类型	82.26	14
培训机会	80.62	15

　　地（市）级疾病预防控制中心工作人员工作积极性影响因素重要性排在前 5 位的分别是收入水平、福利水平、合同类型、单位管理制度、个人职业发展的机会，重要性评分依次为 92.20 分、91.04 分、89.35 分、88.17 分和 86.29 分；工作积极性影响因素重要性排在后 3 位的分别是公众认可与尊重、岗位类型、培训机会，重要性评分依次为 82.39 分、82.26 分和 80.62 分。

4.1.5　区（县）级疾病预防控制中心样本工作积极性影响因素重要性排序

　　区（县）级疾病预防控制中心工作人员工作积极性影响因素重要性的排序结果见表 4-5。

表 4-5　区（县）级疾病预防控制中心工作人员工作积极性影响因素重要性排序

影响因素	重要性评分/分	排序
收入水平	92.78	1
福利水平	91.91	2
合同类型	89.62	3
单位管理制度	89.20	4
新冠疫情防控对个人的压力	87.68	5
生活环境	86.87	6
工作条件	86.43	7
单位内部人际关系	86.26	8
个人职业发展的机会	86.04	9
单位定位	85.99	10
疾控机构改革动向	85.78	11
工作量	84.59	12
公众认可与尊重	84.44	13
岗位类型	83.74	14
培训机会	82.15	15

　　区（县）级疾病预防控制中心工作人员工作积极性影响因素重要性排在前 5 位的分别是收入水平、福利水平、合同类型、单位管理制度、新冠疫情防控对个人的压力，重要性评分依次为 92.78 分、91.91 分、89.62 分、89.20 分和 87.68 分；工作积极性影响因素重要性排在后 3 位的分别是公众认可与尊重、岗位类型、培训机会，重要性评分依次为 84.44 分、83.74 分和 82.15 分。

4.2　疾病预防控制中心人员工作积极性影响因素重要性差异分析

4.2.1　收入水平

4.2.1.1　不同分类人员收入水平对工作积极性的影响程度（单因素分析）

　　不同分类人员收入水平对工作积极性影响程度的单因素分析结果见表 4-6。

从性别来看，男性疾病预防控制中心工作人员的收入水平因素重要性评分均值为 92.14 分，标准差为 15.46；女性的收入水平因素重要性评分均值为 92.54 分，标准差为 14.37。

从年龄来看，29 岁及以下、30~39 岁、40~49 岁和 50 岁及以上等各年龄组疾病预防控制中心工作人员的收入水平因素重要性评分均值依次为 92.48 分、93.18 分、92.24 分和 91.17 分，标准差依次为 13.93、14.03、14.89 和 16.57，收入水平因素重要性评分在年龄方面存在统计学意义上的显著差异。

从合同类型来看，事业编制疾病预防控制中心工作人员的收入水平因素重要性评分均值为 92.60 分，标准差为 14.34；非事业编制的收入水平因素重要性评分均值为 91.00 分，标准差为 17.43，收入水平因素重要性评分在合同类型方面存在统计学意义上的显著差异。

从职称来看，高级、中级、初级和无职称疾病预防控制中心工作人员的收入水平因素重要性评分均值依次为 91.32 分、92.88 分、92.80 分和 91.99 分，标准差依次为 14.10、14.80、14.38 和 16.12，收入水平因素重要性评分在职称方面存在统计学意义上的显著差异。

从最高文化程度来看，硕士及以上、本科、大专和高中/中专及以下学历的疾病预防控制中心工作人员的收入水平因素重要性评分均值依次为 92.17 分、92.56 分、92.64 分和 90.62 分，标准差依次为 13.56、14.35、15.58 和 19.09，收入水平因素重要性评分在最高文化程度方面存在统计学意义上的显著差异。

从工龄来看，4 年及以下、5~14 年、15~24 年和 25 年及以上等各工龄组疾病预防控制中心工作人员的收入水平因素重要性评分均值依次为 92.64 分、92.88 分、92.61 分和 91.57 分，标准差依次为 13.44、14.34、14.62 和 16.00，收入水平因素重要性评分在工龄方面存在统计学意义上的显著差异。

从机构级别来看，中国疾病预防控制中心、省级、地（市）级和区（县）级等不同机构级别疾病预防控制中心工作人员的收入水平因素重要性评分均值依次为 91.06 分、91.32 分、92.20 分和 92.78 分，标准差依次为 15.01、14.03、15.04 和 14.74，收入水平因素重要性评分在机构级别方面存在统计学意义上的显著差异。

从地区分布来看，东部地区、中部地区和西部地区等不同地区疾病预防控制中心工作人员的收入水平因素重要性评分均值依次为 91.97 分、92.71 分和 92.34 分，标准差依次为 14.75、14.70 和 15.14。

表 4-6　不同分类人员收入水平对工作积极性影响程度的单因素分析结果

项目		均值/分	标准差	F	P
性别	男性	92.14	15.46	1.48	0.223
	女性	92.54	14.37		
年龄	29 岁及以下	92.48	13.93	6.53	<0.001
	30～39 岁	93.18	14.03		
	40～49 岁	92.24	14.89		
	50 岁及以上	91.17	16.57		
合同类型	事业编制	92.60	14.34	11.53	<0.001
	非事业编制	91.00	17.43		
职称	高级	91.32	14.10	5.20	0.001
	中级	92.88	14.80		
	初级	92.80	14.38		
	无职称	91.99	16.12		
最高文化程度	硕士及以上	92.17	13.56	3.04	0.028
	本科	92.56	14.35		
	大专	92.64	15.58		
	高中/中专及以下	90.62	19.09		
工龄	4 年及以下	92.64	13.44	3.99	0.008
	5～14 年	92.88	14.34		
	15～24 年	92.61	14.62		
	25 年及以上	91.57	16.00		
机构级别	中国疾病预防控制中心	91.06	15.01	4.66	0.003
	省级	91.32	14.03		
	地（市）级	92.20	15.04		
	区（县）级	92.78	14.74		
地区分布	东部	91.97	14.75	2.26	0.105
	中部	92.71	14.70		
	西部	92.34	15.14		

4.2.1.2　不同分类人员收入水平对工作积极性影响程度的多因素分析

依据重要性评分，80 分以上认为该因素对工作积极性有重要影响，赋值为 1；80 分及以下认为该因素对工作积极性无重要影响，赋值为 0；进行二分类逻辑回归分析。

表 4-7 为不同分类人员收入水平对工作积极性影响程度的二元逻辑回归分析结果。分析结果可以看出，认为收入水平对工作积极性有重要影响的非事业编制人员比事业编制的人员低 0.275 倍，说明事业编制人员更看重收入水平；认为收入水平对工作积极性有重要影响的中级职称人员是高级职称人员的 1.213 倍，说明中级职称人员比高级职称人员更看重收入水平；认为收入水平对工作积极性有重要影响的区（县）级单位工作人员是中国疾病预防控制中心工作人员的 1.339 倍，说明区（县）级单位工作人员比中国疾病预防控制中心工作人员更看重收入水平。

表 4-7　不同分类人员收入水平对工作积极性影响程度的二元逻辑回归分析结果

项目		系数	OR	P	OR-95%置信区间	
					最低	最高
性别	女性	0.034	1.035	0.576	0.918	1.167
年龄		−0.001	0.999	0.919	0.977	1.021
合同类型	非事业编制	−0.322	0.725	0.001	0.604	0.870
职称	中级	0.193	1.213	0.031	1.018	1.445
	初级	0.082	1.085	0.452	0.877	1.343
	无职称	0.036	1.037	0.770	0.815	1.318
最高文化程度	本科	−0.136	0.873	0.188	0.712	1.069
	大专	−0.139	0.871	0.315	0.664	1.141
	高中/中专及以下	−0.187	0.829	0.298	0.583	1.180
工龄		−0.007	0.993	0.486	0.974	1.012
机构级别	省级	−0.118	0.889	0.424	0.666	1.186
	地（市）级	0.203	1.225	0.099	0.963	1.559
	区（县）级	0.292	1.339	0.019	1.049	1.709
地区分布	中部	0.113	1.119	0.122	0.971	1.291
	西部	0.175	1.192	0.075	0.982	1.446
常数项		1.503	4.497	<0.001	2.162	9.351

4.2.2 福利水平

4.2.2.1 不同分类人员福利水平对工作积极性的影响程度（单因素分析）

不同分类人员福利水平对工作积极性影响程度的单因素分析结果见表4-8。

从性别来看，男性的福利水平因素重要性评分均值为90.50分，标准差为17.23；女性的福利水平因素重要性评分均值为91.80分，标准差为15.02，福利水平因素重要性评分在性别方面存在统计学意义上的显著差异。

从年龄来看，29岁及以下、30～39岁、40～49岁和50岁及以上等各年龄组疾病预防控制中心工作人员的福利水平因素重要性评分均值依次为90.99分、91.83分、91.67分和90.19分，标准差依次为15.00、15.48、15.52和17.90，福利水平因素重要性评分在年龄方面存在统计学意义上的显著差异。

从合同类型来看，事业编制疾病预防控制中心工作人员的福利水平因素重要性评分均值为91.49分，标准差为15.43；非事业编制的福利水平因素重要性评分均值为90.12分，标准差为18.65，福利水平因素重要性评分在合同类型方面存在统计学意义上的显著差异。

从职称来看，高级、中级、初级和无职称疾病预防控制中心工作人员的福利水平因素重要性评分均值依次为90.04分、92.02分、91.81分和90.60分，标准差依次为15.77、15.70、15.36和17.15，福利水平因素重要性评分在职称方面存在统计学意义上的显著差异。

从最高文化程度来看，硕士及以上、本科、大专和高中/中专及以下学历的疾病预防控制中心工作人员的福利水平因素重要性评分均值依次为90.38分、91.48分、92.06分和90.24分，标准差依次为14.57、15.41、17.24和19.25，福利水平因素重要性评分在最高文化程度方面存在统计学意义上的显著差异。

从工龄来看，4年及以下、5～14年、15～24年和25年及以上等各工龄组疾病预防控制中心工作人员的福利水平因素重要性评分均值依次为90.71分、91.65分、91.97分和90.80分，标准差依次为14.84、15.54、15.28和17.19，福利水平因素重要性评分在工龄方面存在统计学意义上的显著差异。

从机构级别来看，中国疾病预防控制中心、省级、地（市）级和区（县）级不同机构级别疾病预防控制中心工作人员的福利水平因素重要性评分均值依次为88.79分、90.24分、91.04分和91.91分，标准差依次为17.47、14.58、16.02和

15.72，福利水平因素重要性评分在机构级别方面存在统计学意义上的显著差异。

从地区分布来看，东部地区、中部地区和西部地区等不同地区疾病预防控制中心工作人员的福利水平因素重要性评分均值依次为 90.55 分、91.89 分和 91.24 分，标准差依次为 16.17、15.49 和 16.44，福利水平因素重要性评分在地区分布方面存在统计学意义上的显著差异。

表 4-8　不同分类人员福利水平对工作积极性影响程度的单因素分析结果

项目		均值	标准差	F	P
性别	男性	90.50	17.23	13.63	<0.001
	女性	91.80	15.02		
年龄	29 岁及以下	90.99	15.00	4.39	0.004
	30～39 岁	91.83	15.48		
	40～49 岁	91.67	15.52		
	50 岁及以上	90.19	17.90		
合同类型	事业编制	91.49	15.43	7.37	0.007
	非事业编制	90.12	18.65		
职称	高级	90.04	15.77	7.67	<0.001
	中级	92.02	15.70		
	初级	91.81	15.36		
	无职称	90.60	17.15		
最高文化程度	硕士及以上	90.38	14.57	4.09	0.007
	本科	91.48	15.41		
	大专	92.06	17.24		
	高中/中专及以下	90.24	19.25		
工龄	4 年及以下	90.71	14.84	3.13	0.025
	5～14 年	91.65	15.54		
	15～24 年	91.97	15.28		
	25 年及以上	90.80	17.19		
机构级别	中国疾病预防控制中心	88.79	17.47	10.28	<0.001
	省级	90.24	14.58		
	地（市）级	91.04	16.02		
	区（县）级	91.91	15.72		
地区分布	东部	90.55	16.17	6.55	0.001
	中部	91.89	15.49		
	西部	91.24	16.44		

4.2.2.2 不同分类人员福利水平对工作积极性影响程度的多因素分析

依据重要性评分，80 分以上认为该因素对工作积极性有重要影响，赋值为 1；80 分及以下认为该因素对工作积极性无重要影响，赋值为 0；进行二分类逻辑回归分析。

表 4-9 为不同分类人员福利水平对工作积极性影响程度的二元逻辑回归分析结果。由分析结果可以看出，认为福利水平对工作积极性有重要影响的女性工作人员是男性工作人员的 1.144 倍，说明女性工作人员更看重福利水平；认为福利水平对工作积极性有重要影响的中级职称人员是高级职称人员的 1.247 倍，说明中级职称人员比高级职称人员更看重福利水平；认为福利水平对工作积极性有重要影响的地（市）级和区（县）级单位工作人员，分别是中国疾病预防控制中心工作人员的 1.338 倍和 1.445 倍，说明地（市）级和区（县）级单位工作人员比中国疾病预防控制中心工作人员更看重福利水平。

表 4-9　不同分类人员福利水平对工作积极性影响程度的二元逻辑回归分析结果

项目		系数	OR	P	OR-95%置信区间	
					最低	最高
性别	女性	0.134	1.144	0.020	1.021	1.281
年龄		−0.007	0.993	0.509	0.972	1.014
合同类型	非事业编制	−0.136	0.873	0.133	0.731	1.042
职称	中级	0.221	1.247	0.010	1.055	1.474
	初级	0.034	1.035	0.742	0.845	1.267
	无职称	−0.097	0.908	0.404	0.723	1.140
最高文化程度	本科	0.002	1.002	0.981	0.831	1.210
	大专	0.185	1.203	0.159	0.930	1.556
	高中/中专及以下	0.092	1.097	0.594	0.781	1.541
工龄		0.005	1.005	0.619	0.986	1.023
机构级别	省级	0.053	1.054	0.701	0.805	1.381
	地（市）级	0.291	1.338	0.010	1.071	1.672
	区（县）级	0.368	1.445	0.001	1.151	1.815
地区分布	中部	0.032	1.033	0.643	0.902	1.183
	西部	0.157	1.169	0.096	0.973	1.406
常数项		1.022	2.777	0.004	1.385	5.570

4.2.3　合同类型

4.2.3.1　不同分类人员合同类型对工作积极性的影响程度（单因素分析）

表 4-10 为不同分类人员合同类型对工作积极性影响程度的单因素分析结果。

从性别来看，男性的合同类型因素重要性评分均值为 87.94 分，标准差为 20.46；女性的合同类型因素重要性评分均值为 89.00 分，标准差为 18.69，合同类型因素重要性评分在性别方面存在统计学意义上的显著差异。

从年龄来看，29 岁及以下、30～39 岁、40～49 岁和 50 岁及以上等各年龄组疾病预防控制中心工作人员的合同类型因素重要性评分均值依次为 85.19 分、87.97 分、90.25 分和 90.66 分，标准差依次为 21.46、19.47、17.98 和 18.49，合同类型因素重要性评分在年龄方面存在统计学意义上的显著差异。

从合同类型来看，事业编制疾病预防控制中心工作人员的合同类型因素重要性评分均值为 88.79 分，标准差为 19.06；非事业编制的合同类型因素重要性评分均值为 87.37 分，标准差为 21.36，合同类型因素重要性评分在合同类型方面存在统计学意义上的显著差异。

从职称来看，高级、中级、初级和无职称疾病预防控制中心工作人员的合同类型因素重要性评分均值依次为 88.59 分、90.06 分、87.95 分和 86.90 分，标准差依次为 18.80、18.13、19.91 和 21.23，合同类型因素重要性评分在职称方面存在统计学意义上的显著差异。

从最高文化程度来看，硕士及以上、本科、大专和高中/中专及以下学历的疾病预防控制中心工作人员的合同类型因素重要性评分均值依次为 85.87 分、88.71 分、90.62 分和 89.58 分，标准差依次为 20.62、19.00、18.31 和 21.24，合同类型因素重要性评分在最高文化程度方面存在统计学意义上的显著差异。

从工龄来看，4 年及以下、5～14 年、15～24 年和 25 年及以上等各工龄组疾病预防控制中心工作人员的合同类型因素重要性评分均值依次为 84.52 分、87.49 分、90.13 分和 90.90 分，标准差依次为 21.91、19.75、17.98 和 18.01，合同类型因素重要性评分在工龄方面存在统计学意义上的显著差异。

从机构级别来看，中国疾病预防控制中心、省级、地（市）级和区（县）级不同机构级别疾病预防控制中心工作人员的合同类型因素重要性评分均值依次为 80.90 分、87.22 分、89.35 分和 89.62 分，标准差依次为 24.52、18.66、18.36 和

18.72，合同类型因素重要性评分在机构级别方面存在统计学意义上的显著差异。

从地区分布来看，东部地区、中部地区和西部地区等不同地区疾病预防控制中心工作人员的合同类型因素重要性评分均值依次为 88.22 分、89.08 分和 87.98 分，标准差依次为 19.56、19.26 和 19.30。

表 4-10　不同分类人员合同类型对工作积极性影响程度的单因素分析结果

项目		均值	标准差	F	P
性别	男性	87.94	20.46	6.13	0.013
	女性	89.00	18.69		
年龄	29 岁及以下	85.19	21.46	31.55	<0.001
	30～39 岁	87.97	19.47		
	40～49 岁	90.25	17.98		
	50 岁及以上	90.66	18.49		
合同类型	事业编制	88.79	19.06	5.36	0.021
	非事业编制	87.37	21.36		
职称	高级	88.59	18.80	10.36	<0.001
	中级	90.06	18.13		
	初级	87.95	19.91		
	无职称	86.90	21.23		
最高文化程度	硕士及以上	85.87	20.62	17.48	<0.001
	本科	88.71	19.00		
	大专	90.62	18.31		
	高中/中专及以下	89.58	21.24		
工龄	4 年及以下	84.52	21.91	41.39	<0.001
	5～14 年	87.49	19.75		
	15～24 年	90.13	17.98		
	25 年及以上	90.90	18.01		
机构级别	中国疾病预防控制中心	80.90	24.52	48.77	<0.001
	省级	87.22	18.66		
	地（市）级	89.35	18.36		
	区（县）级	89.62	18.72		
地区分布	东部	88.22	19.56	2.6	0.075
	中部	89.08	19.26		
	西部	87.98	19.30		

4.2.3.2 不同分类人员合同类型对工作积极性影响程度的多因素分析

依据重要性评分，80 分以上认为该因素对工作积极性有重要影响，赋值为 1；80 分及以下认为该因素对工作积极性无重要影响，赋值为 0；进行二分类逻辑回归分析。

表 4-11 为不同分类人员合同类型因素对工作积极性影响程度的二元逻辑回归分析结果。由分析结果可以看出，认为合同类型因素对工作积极性有重要影响的女性工作人员是男性工作人员的 1.206 倍，说明女性工作人员更看重合同类型因素；认为合同类型因素对工作积极性有重要影响的中级职称人员是高级职称人员的 1.243 倍，说明中级职称人员比高级职称人员更看重合同类型因素；认为合同类型因素对工作积极性有重要影响的省级、地（市）级和区（县）级单位工作人员，依次是中国疾病预防控制中心工作人员的 1.921 倍、2.570 倍和 2.665 倍，说明省级、地（市）级和区（县）级单位工作人员均比中国疾病预防控制中心工作人员更看重合同类型因素；认为合同类型因素对工作积极性有重要影响的中部和西部地区单位工作人员，分别比东部地区单位工作人员低 0.216 倍和 0.173 倍，说明东部地区单位工作人员比中西部地区单位工作人员更看重合同类型因素。

表 4-11 不同分类人员合同类型对工作积极性影响程度的二元逻辑回归分析结果

项目		系数	OR	P	OR-95%置信区间	
					最低	最高
性别	女性	0.187	1.206	<0.001	1.086	1.339
年龄		0.014	1.014	0.152	0.995	1.034
合同类型	非事业编制	0.041	1.042	0.624	0.885	1.226
职称	中级	0.218	1.243	0.007	1.061	1.456
	初级	0.156	1.169	0.110	0.965	1.415
	无职称	0.097	1.102	0.377	0.889	1.366
最高文化程度	本科	−0.072	0.931	0.418	0.782	1.108
	大专	−0.026	0.974	0.829	0.768	1.235
	高中/中专及以下	−0.102	0.903	0.535	0.653	1.248
工龄		0.017	1.017	0.059	0.999	1.034

项目		系数	OR	P	OR-95%置信区间	
					最低	最高
机构级别	省级	0.653	1.921	<0.001	1.499	2.463
	地（市）级	0.944	2.570	<0.001	2.091	3.159
	区（县）级	0.980	2.665	<0.001	2.161	3.287
地区分布	中部	−0.244	0.784	<0.001	0.689	0.892
	西部	−0.190	0.827	0.028	0.699	0.979
常数项		−0.787	0.455	0.017	0.238	0.870

4.2.4 工作量

4.2.4.1 不同分类人员工作量对工作积极性的影响程度（单因素分析）

表 4-12 为不同分类人员工作量对工作积极性影响程度的单因素分析结果。

从性别来看，男性的工作量因素重要性评分均值为 80.91 分，标准差为 21.99；女性的工作量因素重要性评分均值为 84.30 分，标准差为 19.65，工作量因素重要性评分在性别方面存在统计学意义上的显著差异。

从年龄来看，29岁及以下、30～39岁、40～49岁和50岁及以上等各年龄组疾病预防控制中心工作人员的工作量因素重要性评分均值依次为81.41分、82.77分、84.34分和83.08分，标准差依次为21.32、20.83、19.62和20.95，工作量因素重要性评分在年龄方面存在统计学意义上的显著差异。

从合同类型来看，事业编制疾病预防控制中心工作人员的工作量因素重要性评分均值为83.23 分，标准差为20.33；非事业编制的工作量因素重要性评分均值为81.70 分，标准差为22.42，工作量因素重要性评分在合同类型方面存在统计学意义上的显著差异。

从职称来看，高级、中级、初级和无职称疾病预防控制中心工作人员的工作量因素重要性评分均值依次为81.74 分、84.10 分、82.94 分和82.63 分，标准差依次为 19.81、20.03、21.18 和 21.63，工作量因素重要性评分在职称方面存在统计学意义上的显著差异。

从最高文化程度来看，硕士及以上、本科、大专和高中/中专及以下学历的疾病预防控制中心工作人员的工作量因素重要性评分均值依次为 79.77 分、83.44 分、

84.74 分和 83.72 分，标准差依次为 20.34、20.52、20.18 和 22.67，工作量因素重要性评分在最高文化程度方面存在统计学意义上的显著差异。

从工龄来看，4 年及以下、5～14 年、15～24 年和 25 年及以上等各工龄组疾病预防控制中心工作人员的工作量因素重要性评分均值依次为 81.48 分、82.30 分、83.88 分和 84.03 分，标准差依次为 20.77、20.95、20.70 和 20.05，工作量因素重要性评分在工龄方面存在统计学意义上的显著差异。

从机构级别来看，中国疾病预防控制中心、省级、地（市）级和区（县）级不同机构级别疾病预防控制中心工作人员的工作量因素重要性评分均值依次为 76.62 分、79.20 分、82.59 分和 84.59 分，标准差依次为 21.65、19.85、20.89 和 20.22，工作量因素重要性评分在机构级别方面存在统计学意义上的显著差异。

从地区分布来看，东部地区、中部地区和西部地区等不同地区疾病预防控制中心工作人员的工作量因素重要性评分均值依次为 82.46 分、83.53 分和 82.75 分，标准差依次为 20.58、20.42 和 21.34。

表 4-12　不同分类人员工作量对工作积极性影响程度的单因素分析结果

项目		均值	标准差	F	P
性别	男性	80.91	21.99	55.92	<0.001
	女性	84.30	19.65		
年龄	29 岁及以下	81.41	21.32	7.22	<0.001
	30～39 岁	82.77	20.83		
	40～49 岁	84.34	19.62		
	50 岁及以上	83.08	20.95		
合同类型	事业编制	83.23	20.33	5.50	0.019
	非事业编制	81.70	22.42		
职称	高级	81.74	19.81	5.18	0.001
	中级	84.10	20.03		
	初级	82.94	21.18		
	无职称	82.63	21.63		
最高文化程度	硕士及以上	79.77	20.34	18.38	<0.001
	本科	83.44	20.52		
	大专	84.74	20.18		
	高中/中专及以下	83.72	22.67		

项目		均值	标准差	F	P
工龄	4 年及以下	81.48	20.77	7.03	<0.001
	5～14 年	82.30	20.95		
	15～24 年	83.88	20.70		
	25 年及以上	84.03	20.05		
机构级别	中国疾病预防控制中心	76.62	21.65	44.05	<0.001
	省级	79.20	19.85		
	地（市）级	82.59	20.89		
	区（县）级	84.59	20.22		
地区分布	东部	82.46	20.58	2.59	0.075
	中部	83.53	20.42		
	西部	82.75	21.34		

4.2.4.2　不同分类人员工作量对工作积极性影响程度的多因素分析

依据重要性评分，80 分以上认为该因素对工作积极性有重要影响，赋值为 1；80 分及以下认为该因素对工作积极性无重要影响，赋值为 0；进行二分类逻辑回归分析。

表 4-13 为不同分类人员工作量因素对工作积极性影响程度的二元逻辑回归分析结果。由分析结果可以看出，认为工作量因素对工作积极性有重要影响的女性工作人员是男性工作人员的 1.462 倍，说明女性工作人员更看重工作量因素；认为工作量因素对工作积极性有重要影响的非事业编制工作人员比事业编制人员低 0.140 倍，说明事业编制工作人员比非事业编制人员更看重工作量因素；认为工作量因素对工作积极性有重要影响的地（市）级和区（县）级单位工作人员，分别是中国疾病预防控制中心工作人员的 1.874 倍和 2.344 倍，说明地（市）级和区（县）级单位工作人员比中国疾病预防控制中心工作人员更看重工作量因素。

表 4-13　不同分类人员工作量对工作积极性影响程度的二元逻辑回归分析结果

项目		系数	OR	P	OR-95%置信区间	
					最低	最高
性别	女性	0.380	1.462	<0.001	1.333	1.605
年龄		0.002	1.002	0.856	0.985	1.019

项目		系数	OR	P	OR-95%置信区间	
					最低	最高
合同类型	非事业编制	−0.150	0.860	0.044	0.743	0.996
职称	中级	0.054	1.056	0.440	0.920	1.211
	初级	0.031	1.031	0.719	0.872	1.219
	无职称	0.037	1.037	0.705	0.858	1.254
最高文化程度	本科	0.011	1.011	0.888	0.865	1.182
	大专	0.013	1.013	0.903	0.822	1.248
	高中/中专及以下	0.075	1.078	0.598	0.816	1.423
工龄		0.010	1.010	0.192	0.995	1.025
机构级别	省级	0.115	1.122	0.326	0.892	1.411
	地（市）级	0.628	1.874	<0.001	1.550	2.265
	区（县）级	0.852	2.344	<0.001	1.931	2.846
地区分布	中部	−0.106	0.899	0.061	0.805	1.005
	西部	0.059	1.060	0.440	0.914	1.231
常数项		−1.027	0.358	<0.001	0.202	0.636

4.2.5　公众认可与尊重

4.2.5.1　不同分类人员公众认可与尊重对工作积极性的影响程度（单因素分析）

表 4-14 为不同分类人员公众认可与尊重对工作积极性影响程度的单因素分析结果。

从性别来看，男性的公众认可与尊重因素重要性评分均值为 81.75 分，标准差为 22.62；女性的公众认可与尊重因素重要性评分均值为 83.13 分，标准差为 20.89，公众认可与尊重因素重要性评分在性别方面存在统计学意义上的显著差异。

从年龄来看，29 岁及以下、30～39 岁、40～49 岁和 50 岁及以上等各年龄组疾病预防控制中心工作人员的公众认可与尊重因素重要性评分均值依次为 77.72 分、81.56 分、85.27 分和 85.37 分，标准差依次为 23.59、22.16、19.97 和 19.61，公众认可与尊重因素重要性评分在年龄方面存在统计学意义上的显著差异。

从合同类型来看，事业编制疾病预防控制中心工作人员的公众认可与尊重因素重要性评分均值为 82.65 分，标准差为 21.33；非事业编制的公众认可与尊重因素重要性评分均值为 82.36 分，标准差为 23.05。

从职称来看，高级、中级、初级和无职称疾病预防控制中心工作人员的公众认可与尊重因素重要性评分均值依次为 83.14 分、83.57 分、82.45 分和 80.41 分，标准差依次为 19.43、21.05、22.13 和 23.75，公众认可与尊重因素重要性评分在职称方面存在统计学意义上的显著差异。

从最高文化程度来看，硕士及以上、本科、大专和高中/中专及以下学历的疾病预防控制中心工作人员的公众认可与尊重因素重要性评分均值依次为 77.95 分、82.55 分、86.51 分和 85.16 分，标准差依次为 22.15、21.51、20.18 和 21.70，公众认可与尊重因素重要性评分在最高文化程度方面存在统计学意义上的显著差异。

从工龄来看，4 年及以下、5～14 年、15～24 年和 25 年及以上等各工龄组疾病预防控制中心工作人员的公众认可与尊重因素重要性评分均值依次为 77.31 分、80.87 分、84.94 分和 85.67 分，标准差依次为 23.40、22.61、20.36 和 19.41，公众认可与尊重因素重要性评分在工龄方面存在统计学意义上的显著差异。

从机构级别来看，中国疾病预防控制中心、省级、地（市）级和区（县）级不同机构级别疾病预防控制中心工作人员的公众认可与尊重因素重要性评分均值依次为 74.27 分、78.32 分、82.39 分和 84.44 分，标准差依次为 23.65、20.88、21.69 和 20.92，公众认可与尊重因素重要性评分在机构级别方面存在统计学意义上的显著差异。

从地区分布来看，东部地区、中部地区和西部地区不同地区疾病预防控制中心工作人员的公众认可与尊重因素重要性评分均值依次为 81.32 分、83.78 分和 81.93 分，标准差依次为 21.95、21.15 和 21.76，公众认可与尊重因素重要性评分在地区分布方面存在统计学意义上的显著差异。

表 4-14 不同分类人员公众认可与尊重对工作积极性影响程度的单因素分析结果

项目		均值	标准差	F	P
性别	男性	81.75	22.62	8.37	0.004
	女性	83.13	20.89		
年龄	29 岁及以下	77.72	23.59	54.82	<0.001
	30～39 岁	81.56	22.16		
	40～49 岁	85.27	19.97		
	50 岁及以上	85.37	19.61		

项目		均值	标准差	F	P
合同类型	事业编制	82.65	21.33	0.18	0.673
	非事业编制	82.36	23.05		
职称	高级	83.14	19.43	7.56	<0.001
	中级	83.57	21.05		
	初级	82.45	22.13		
	无职称	80.41	23.75		
最高文化程度	硕士及以上	77.95	22.15	46.94	<0.001
	本科	82.55	21.51		
	大专	86.51	20.18		
	高中/中专及以下	85.16	21.70		
工龄	4 年及以下	77.31	23.40	61.5	<0.001
	5～14 年	80.87	22.61		
	15～24 年	84.94	20.36		
	25 年及以上	85.67	19.41		
机构级别	中国疾病预防控制中心	74.27	23.65	61.85	<0.001
	省级	78.32	20.88		
	地（市）级	82.39	21.69		
	区（县）级	84.44	20.92		
地区分布	东部	81.32	21.95	12.62	<0.001
	中部	83.78	21.15		
	西部	81.93	21.76		

4.2.5.2　不同分类人员公众认可与尊重对工作积极性影响程度的多因素分析

依据重要性评分，80 分以上认为该因素对工作积极性有重要影响，赋值为 1；80 分及以下认为该因素对工作积极性无重要影响，赋值为 0；进行二分类逻辑回归分析。

表 4-15 为不同分类人员公众认可与尊重因素对工作积极性影响程度的二元逻辑回归分析结果。由分析结果可以看出，认为公众认可与尊重因素对工作积极性有重要影响的女性工作人员是男性工作人员的 1.217 倍，说明女性工作人员更看重公众认可与尊重因素；认为公众认可与尊重因素对工作积极性有重要影响的

大专学历工作人员是研究生及以上学历工作人员的 1.293 倍，说明大专学历工作人员比研究生及以上学历工作人员更看重公众认可与尊重因素；认为公众认可与尊重因素对工作积极性有重要影响的省级、地（市）级和区（县）级单位工作人员，分别是中国疾病预防控制中心工作人员的 1.462 倍、2.220 倍和 2.539 倍，说明省级、地（市）级和区（县）级单位工作人员比中国疾病预防控制中心工作人员更看重公众认可与尊重因素。

表 4-15　不同分类人员公众认可与尊重对工作积极性影响程度的二元逻辑回归分析结果

项目		系数	OR	P	OR-95%置信区间	
					最低	最高
性别	女性	0.197	1.217	<0.001	1.108	1.337
年龄		0.016	1.016	0.075	0.998	1.034
合同类型	非事业编制	0.125	1.133	0.098	0.977	1.314
职称	中级	−0.044	0.957	0.535	0.832	1.100
	初级	0.018	1.018	0.840	0.858	1.207
	无职称	−0.116	0.891	0.237	0.735	1.079
最高文化程度	本科	0.049	1.051	0.535	0.899	1.228
	大专	0.257	1.293	0.017	1.047	1.597
	高中/中专及以下	0.021	1.021	0.884	0.771	1.352
工龄		0.014	1.014	0.082	0.998	1.029
机构级别	省级	0.380	1.462	0.001	1.160	1.842
	地（市）级	0.797	2.220	<0.001	1.833	2.689
	区（县）级	0.932	2.539	<0.001	2.088	3.089
地区分布	中部	−0.070	0.932	0.218	0.834	1.042
	西部	−0.041	0.960	0.586	0.827	1.113
常数项		−1.485	0.227	<0.001	0.127	0.405

4.2.6　个人职业发展机会

4.2.6.1　不同分类人员个人职业发展机会对工作积极性的影响程度（单因素分析）

表 4-16 为不同分类人员个人职业发展机会对工作积极性影响程度的单因素分析结果。

从性别来看，男性工作人员的个人职业发展机会因素重要性评分均值为

84.59 分，标准差为 21.22；女性的个人职业发展机会因素重要性评分均值为 87.16 分，标准差为 18.27，个人职业发展机会因素重要性评分在性别方面存在统计学意义上的显著差异。

从年龄来看，29 岁及以下、30～39 岁、40～49 岁和 50 岁及以上等各年龄组疾病预防控制中心工作人员的个人职业发展机会因素重要性评分均值依次为 85.15 分、86.84 分、86.63 分和 85.51 分，标准差依次为 18.60、18.94、19.70 和 20.77，个人职业发展机会因素重要性评分在年龄方面存在统计学意义上的显著差异。

从合同类型来看，事业编制疾病预防控制中心工作人员的个人职业发展机会因素重要性评分均值为 86.53 分，标准差为 18.94；非事业编制的个人职业发展机会因素重要性评分均值为 83.98 分，标准差为 22.53，个人职业发展机会因素重要性评分在合同类型方面存在统计学意义上的显著差异。

从职称来看，高级、中级、初级和无职称疾病预防控制中心工作人员的个人职业发展机会因素重要性评分均值依次为 88.13 分、86.97 分、85.78 分和 83.09 分，标准差依次为 16.14、19.20、19.75 和 22.50，个人职业发展机会因素重要性评分在职称方面存在统计学意义上的显著差异。

从最高文化程度来看，硕士及以上、本科、大专和高中/中专及以下学历的疾病预防控制中心工作人员的个人职业发展机会因素重要性评分均值依次为 88.08 分、86.45 分、85.40 分和 80.53 分，标准差依次为 16.20、18.59、21.82 和 26.37，个人职业发展机会因素重要性评分在最高文化程度方面存在统计学意义上的显著差异。

从工龄来看，4 年及以下、5～14 年、15～24 年和 25 年及以上等各工龄组疾病预防控制中心工作人员的个人职业发展机会因素重要性评分均值依次为 84.71 分、86.97 分、86.77 分和 85.77 分，标准差依次为 18.58、18.50、19.80 和 20.61，个人职业发展机会因素重要性评分在工龄方面存在统计学意义上的显著差异。

从机构级别来看，中国疾病预防控制中心、省级、地（市）级和区（县）级不同机构级别疾病预防控制中心工作人员的个人职业发展机会因素重要性评分均值依次为 86.59 分、86.73 分、86.29 分和 86.04 分，标准差依次为 17.71、15.89、19.77 和 20.00。

从地区分布来看，东部地区、中部地区和西部地区等不同地区疾病预防控制中心工作人员的个人职业发展机会因素重要性评分均值依次为 87.04 分、

85.57 分和 86.22 分，标准差依次为 18.34、20.39 和 18.92，个人职业发展机会因素重要性评分在地区分布方面存在统计学意义上的显著差异。

表 4-16　不同分类人员个人职业发展机会对工作积极性影响程度的单因素分析结果

项目		均值	标准差	F	P
性别	男性	84.59	21.22	36.13	<0.001
	女性	87.16	18.27		
年龄	29 岁及以下	85.15	18.60	3.77	0.010
	30～39 岁	86.84	18.94		
	40～49 岁	86.63	19.70		
	50 岁及以上	85.51	20.77		
合同类型	事业编制	86.53	18.94	17.1	<0.001
	非事业编制	83.98	22.53		
职称	高级	88.13	16.14	20.77	<0.001
	中级	86.97	19.20		
	初级	85.78	19.75		
	无职称	83.09	22.50		
最高文化程度	硕士及以上	88.08	16.20	21.35	<0.001
	本科	86.45	18.59		
	大专	85.40	21.82		
	高中/中专及以下	80.53	26.37		
工龄	4 年及以下	84.71	18.58	5.22	0.001
	5～14 年	86.97	18.50		
	15～24 年	86.77	19.80		
	25 年及以上	85.77	20.61		
机构级别	中国疾病预防控制中心	86.59	17.71	0.41	0.744
	省级	86.73	15.89		
	地（市）级	86.29	19.77		
	区（县）级	86.04	20.00		
地区分布	东部	87.04	18.34	5.2	0.006
	中部	85.57	20.39		
	西部	86.22	18.92		

4.2.6.2 不同分类人员个人职业发展机会对工作积极性影响程度的多因素分析

依据重要性评分，80 分以上认为该因素对工作积极性有重要影响，赋值为 1；80 分及以下认为该因素对工作积极性无重要影响，赋值为 0；进行二分类逻辑回归分析。

表 4-17 为不同分类人员个人职业发展机会因素对工作积极性影响程度的二元逻辑回归分析结果。由分析结果可以看出，认为个人职业发展机会因素对工作积极性有重要影响的女性工作人员是男性工作人员的 1.281 倍，说明女性工作人员更看重个人职业发展机会因素；认为个人职业发展机会因素对工作积极性有重要影响的初级职称人员和无职称人员，分别比高级职称人员低 0.189 倍和 0.308 倍，说明高级职称人员比初级职称人员和无职称人员更看重个人职业发展机会因素；认为个人职业发展机会因素对工作积极性有重要影响的本科、大专和高中/中专及以下学历的工作人员，分别比研究生及以上学历工作人员低 0.253 倍、0.239 倍和 0.394 倍，说明研究生及以上学历工作人员比本科、大专和高中/中专及以下学历工作人员更看重个人职业发展机会因素；认为个人职业发展机会因素对工作积极性有重要影响的地（市）级和区（县）级单位工作人员，分别是中国疾病预防控制中心工作人员的 1.292 倍和 1.396 倍，说明地（市）级和区（县）级单位工作人员比中国疾病预防控制中心工作人员更看重个人职业发展机会因素。

表 4-17　不同分类人员个人职业发展机会对工作积极性影响程度的二元逻辑回归分析结果

项目		系数	OR	P	OR-95%置信区间	
					最低	最高
性别	女性	0.248	1.281	<0.001	1.163	1.412
年龄		−0.005	0.995	0.564	0.977	1.013
合同类型	非事业编制	−0.052	0.950	0.501	0.817	1.103
职称	中级	−0.041	0.960	0.589	0.829	1.113
	初级	−0.210	0.811	0.020	0.680	0.967
	无职称	−0.368	0.692	<0.001	0.568	0.844
最高文化程度	本科	−0.292	0.747	0.001	0.632	0.883
	大专	−0.274	0.761	0.016	0.609	0.949
	高中/中专及以下	−0.501	0.606	0.001	0.455	0.807
工龄		0.011	1.011	0.165	0.995	1.027

项目		系数	OR	P	OR-95%置信区间	
					最低	最高
机构级别	省级	0.020	1.020	0.874	0.798	1.305
	地（市）级	0.256	1.292	0.014	1.053	1.585
	区（县）级	0.333	1.396	0.002	1.135	1.716
地区分布	中部	−0.058	0.943	0.322	0.840	1.059
	西部	0.059	1.061	0.455	0.908	1.240
常数项		0.592	1.807	0.051	0.997	3.275

4.2.7 培训机会

4.2.7.1 不同分类人员培训机会对工作积极性的影响程度（单因素分析）

表 4-18 为不同分类人员培训机会对工作积极性影响程度的单因素分析结果。

从性别来看，男性工作人员的培训机会因素重要性评分均值为 78.30 分，标准差为 23.23；女性工作人员的培训机会因素重要性评分均值为 82.23 分，标准差为 20.36，培训机会因素重要性评分在性别方面存在统计学意义上的显著差异。

从年龄来看，29 岁及以下、30～39 岁、40～49 岁和 50 岁及以上等各年龄组疾病预防控制中心工作人员的培训机会因素重要性评分均值依次为 79.82 分、80.11 分、81.80 分和 81.18 分，标准差依次为 20.62、21.96、21.45 和 21.96，培训机会因素重要性评分在年龄方面存在统计学意义上的显著差异。

从合同类型来看，事业编制疾病预防控制中心工作人员的培训机会因素重要性评分均值为 80.69 分，标准差为 21.42；非事业编制的培训机会因素重要性评分均值为 81.22 分，标准差为 22.50。

从职称来看，高级、中级、初级和无职称疾病预防控制中心工作人员的培训机会因素重要性评分均值依次为 79.91 分、81.16 分、81.75 分和 79.30 分，标准差依次为 20.56、21.40、21.37 和 23.23，培训机会因素重要性评分在职称方面存在统计学意义上的显著差异。

从最高文化程度来看，硕士及以上、本科、大专和高中/中专及以下学历的疾病预防控制中心工作人员的培训机会因素重要性评分均值依次为 77.48 分、81.47 分、82.35 分和 79.11 分，标准差依次为 21.86、20.59、22.16 和 26.07，培训机会因素重要性评分在最高文化程度方面存在统计学意义上的显著差异。

从工龄来看，4 年及以下、5～14 年、15～24 年和 25 年及以上等各工龄组疾病预防控制中心工作人员的培训机会因素重要性评分均值依次为 78.92 分、80.10 分、81.79 分和 81.70 分，标准差依次为 20.96、21.73、21.67 和 21.56，培训机会因素重要性评分在工龄方面存在统计学意义上的显著差异。

从机构级别来看，中国疾病预防控制中心、省级、地（市）级和区（县）级不同机构级别疾病预防控制中心工作人员的培训机会因素重要性评分均值依次为 73.58 分、78.29 分、80.62 分和 82.15 分，标准差依次为 23.59、20.44、21.43 和 21.21，培训机会因素重要性评分在机构级别方面存在统计学意义上的显著差异。

从地区分布来看，东部地区、中部地区和西部地区不同地区疾病预防控制中心工作人员的培训机会因素重要性评分均值依次为 79.84 分、81.30 分和 81.14 分，标准差依次为 21.76、21.29 和 21.94，培训机会因素重要性评分在地区分布方面存在统计学意义上的显著差异。

表 4-18　不同分类人员培训机会对工作积极性影响程度的单因素分析结果

项目		均值	标准差	F	P
性别	男性	78.30	23.23	68.67	<0.001
	女性	82.23	20.36		
年龄	29 岁及以下	79.82	20.62	4.19	0.006
	30～39 岁	80.11	21.96		
	40～49 岁	81.80	21.45		
	50 岁及以上	81.18	21.96		
合同类型	事业编制	80.69	21.42	0.6	0.440
	非事业编制	81.22	22.50		
职称	高级	79.91	20.56	5.34	0.001
	中级	81.16	21.40		
	初级	81.75	21.37		
	无职称	79.30	23.23		
最高文化程度	硕士及以上	77.48	21.86	18.59	<0.001
	本科	81.47	20.59		
	大专	82.35	22.16		
	高中/中专及以下	79.11	26.07		

	项目	均值	标准差	F	P
工龄	4 年及以下	78.92	20.96	7.5	<0.001
	5～14 年	80.10	21.73		
	15～24 年	81.79	21.67		
	25 年及以上	81.70	21.56		
机构级别	中国疾病预防控制中心	73.58	23.59	39.73	<0.001
	省级	78.29	20.44		
	地（市）级	80.62	21.43		
	区（县）级	82.15	21.21		
地区分布	东部	79.84	21.76	4.41	0.012
	中部	81.30	21.29		
	西部	81.14	21.94		

4.2.7.2 不同分类人员培训机会对工作积极性影响程度的多因素分析

依据重要性评分，80 分以上认为该因素对工作积极性有重要影响，赋值为 1；80 分及以下认为该因素对工作积极性无重要影响，赋值为 0；进行二分类逻辑回归分析。

表 4-19 为不同分类人员培训机会因素对工作积极性影响程度的二元逻辑回归分析结果。由分析结果可以看出，认为培训机会因素对工作积极性有重要影响的女性工作人员是男性工作人员的 1.425 倍，说明女性工作人员更看重培训机会；认为培训机会因素对工作积极性有重要影响的初级职称人员是高级职称人员的 1.271 倍，说明初级职称人员比高级职称人员更看重培训机会；认为培训机会因素对工作积极性有重要影响的省级、地（市）级和区（县）级单位工作人员，分别是中国疾病预防控制中心工作人员的 1.544 倍、1.912 倍和 2.225 倍，说明省级、地（市）级和区（县）级单位工作人员比中国疾病预防控制中心工作人员更看重培训机会；认为培训机会因素对工作积极性有重要影响的中部地区单位工作人员，比东部地区单位工作人员低 0.116 倍，说明东部地区单位工作人员比中部地区单位工作人员更看重培训机会。

表 4-19　不同分类人员培训机会对工作积极性影响程度的二元逻辑回归分析结果

项目		系数	OR	P	OR-95%置信区间	
					最低	最高
性别	女性	0.354	1.425	<0.001	1.301	1.561
年龄		0.007	1.007	0.425	0.990	1.024
合同类型	非事业编制	0.083	1.086	0.262	0.940	1.255
职称	中级	0.120	1.127	0.081	0.985	1.290
	初级	0.240	1.271	0.004	1.078	1.499
	无职称	0.056	1.057	0.558	0.878	1.273
最高文化程度	本科	0.004	1.004	0.958	0.861	1.171
	大专	−0.008	0.992	0.936	0.807	1.218
	高中/中专及以下	−0.224	0.799	0.104	0.610	1.047
工龄		0.014	1.014	0.070	0.999	1.029
机构级别	省级	0.434	1.544	<0.001	1.227	1.943
	地（市）级	0.648	1.912	<0.001	1.581	2.311
	区（县）级	0.800	2.225	<0.001	1.833	2.701
地区分布	中部	−0.124	0.884	0.026	0.793	0.985
	西部	0.021	1.022	0.773	0.884	1.181
常数项		−1.529	0.217	<0.001	0.123	0.381

4.2.8　疾控机构改革动向

4.2.8.1　不同分类人员疾控机构改革动向对工作积极性的影响程度（单因素分析）

表 4-20 为不同分类人员疾控机构改革动向对工作积极性影响程度的单因素分析结果。

从性别来看，男性工作人员的疾控机构改革动向因素重要性评分均值为 84.16 分，标准差为 22.26；女性工作人员的疾控机构改革动向因素重要性评分均值为 84.91 分，标准差为 19.97。

从年龄来看，29 岁及以下、30～39 岁、40～49 岁和 50 岁及以上等各年龄组疾病预防控制中心工作人员的疾控机构改革动向因素重要性评分均值依次为 81.47 分、84.60 分、86.24 分和 85.44 分，标准差依次为 21.80、20.65、19.95 和

21.27，疾控机构改革动向因素重要性评分在年龄方面存在统计学意义上的显著差异。

从合同类型来看，事业编制疾病预防控制中心工作人员的疾控机构改革动向因素重要性评分均值为 85.00 分，标准差为 20.54；非事业编制的疾控机构改革动向因素重要性评分均值为 82.17 分，标准差为 22.73，疾控机构改革动向因素重要性评分在合同类型方面存在统计学意义上的显著差异。

从职称来看，高级、中级、初级和无职称疾病预防控制中心工作人员的疾控机构改革动向因素重要性评分均值依次为 84.70 分、85.56 分、84.85 分和 82.35 分，标准差依次为 19.75、20.23、20.91 和 23.01，疾控机构改革动向因素重要性评分在职称方面存在统计学意义上的显著差异。

从最高文化程度来看，硕士及以上、本科、大专和高中/中专及以下学历的疾病预防控制中心工作人员的疾控机构改革动向因素重要性评分均值依次为 82.00 分、85.18 分、85.96 分和 83.28 分，标准差依次为 21.28、20.20、20.86 和 24.59，疾控机构改革动向因素重要性评分在最高文化程度方面存在统计学意义上的显著差异。

从工龄来看，4 年及以下、5~14 年、15~24 年和 25 年及以上等各工龄组疾病预防控制中心工作人员的疾控机构改革动向因素重要性评分均值依次为 80.85 分、84.05 分、86.20 分和 86.16 分，标准差依次为 21.71、21.07、20.08 和 20.43，疾控机构改革动向因素重要性评分在工龄方面存在统计学意义上的显著差异。

从机构级别来看，中国疾病预防控制中心、省级、地（市）级和区（县）级等不同机构级别疾病预防控制中心工作人员的疾控机构改革动向因素重要性评分均值依次为 79.98 分、81.26 分、84.45 分和 85.78 分，标准差依次为 22.61、21.02、20.92 和 20.41，疾控机构改革动向因素重要性评分在机构级别方面存在统计学意义上的显著差异。

从地区分布来看，东部地区、中部地区和西部地区等不同地区疾病预防控制中心工作人员的疾控机构改革动向因素重要性评分均值依次为 84.19 分、84.78 分和 85.18 分，标准差依次为 20.93、20.90 和 20.57。

表 4-20　不同分类人员疾控机构改革动向对工作积极性影响程度的单因素分析结果

项目		均值	标准差	*F*	*P*
性别	男性	84.16	22.26	2.67	0.102
	女性	84.91	19.97		
年龄	29 岁及以下	81.47	21.80	19.31	<0.001
	30～39 岁	84.60	20.65		
	40～49 岁	86.24	19.95		
	50 岁及以上	85.44	21.27		
合同类型	事业编制	85.00	20.54	18.24	<0.001
	非事业编制	82.17	22.73		
职称	高级	84.70	19.75	8.08	<0.001
	中级	85.56	20.23		
	初级	84.85	20.91		
	无职称	82.35	23.01		
最高文化程度	硕士及以上	82.00	21.28	12.86	<0.001
	本科	85.18	20.20		
	大专	85.96	20.86		
	高中/中专及以下	83.28	24.59		
工龄	4 年及以下	80.85	21.71	25.10	<0.001
	5～14 年	84.05	21.07		
	15～24 年	86.20	20.08		
	25 年及以上	86.16	20.43		
机构级别	中国疾病预防控制中心	79.98	22.61	24.44	<0.001
	省级	81.26	21.02		
	地（市）级	84.45	20.92		
	区（县）级	85.78	20.41		
地区分布	东部	84.19	20.93	1.28	0.277
	中部	84.78	20.90		
	西部	85.18	20.57		

4.2.8.2　不同分类人员疾控机构改革动向对工作积极性影响程度的多因素分析

依据重要性评分，80 分以上认为该因素对工作积极性有重要影响，赋值为 1；80 分及以下认为该因素对工作积极性无重要影响，赋值为 0；进行二分类逻辑回归分析。

表 4-21 为不同分类人员疾控机构改革动向因素对工作积极性影响程度的二元

逻辑回归分析结果。由分析结果可以看出，认为疾控机构改革动向因素对工作积极性有重要影响的非事业编制工作人员比事业编制工作人员低 0.164 倍，说明事业编制工作人员更看重疾控机构改革动向；认为疾控机构改革动向因素对工作积极性有重要影响的中级职称和初级职称人员，分别是高级职称人员的 1.156 倍和 1.320 倍，说明中级职称和初级职称人员比高级职称人员更看重疾控机构改革动向；认为疾控机构改革动向因素对工作积极性有重要影响的高中/中专及以下学历人员比研究生及以上学历人员低 0.283 倍，说明研究生及以上学历人员更看重疾控机构改革动向；疾病预防控制中心工作人员的工龄每增长 1 年，认为疾控机构改革动向因素对工作积极性影响重要性增长 1.020 倍，说明工龄越长的人员，越重视疾控机构改革动向；认为疾控机构改革动向因素对工作积极性有重要影响的地（市）级和区（县）级单位工作人员，分别是中国疾病预防控制中心工作人员的 1.549 倍和 1.806 倍，说明地（市）级和区（县）级单位工作人员比中国疾病预防控制中心工作人员更看重疾控机构改革动向。

表 4-21　不同分类人员疾控机构改革动向对工作积极性影响程度的二元逻辑回归分析结果

项目		系数	OR	P	OR-95%置信区间	
					最低	最高
性别	女性	0.037	1.038	0.448	0.943	1.142
年龄		0.004	1.004	0.621	0.987	1.022
合同类型	非事业编制	−0.179	0.836	0.017	0.722	0.969
职称	中级	0.145	1.156	0.045	1.003	1.331
	初级	0.277	1.320	0.002	1.110	1.569
	无职称	0.113	1.119	0.256	0.921	1.360
最高文化程度	本科	−0.014	0.986	0.859	0.841	1.155
	大专	−0.132	0.876	0.224	0.708	1.084
	高中/中专及以下	−0.332	0.717	0.021	0.541	0.952
工龄		0.020	1.020	0.013	1.004	1.036
机构级别	省级	0.131	1.140	0.269	0.904	1.438
	地（市）级	0.438	1.549	<0.001	1.278	1.877
	区（县）级	0.591	1.806	<0.001	1.484	2.197
地区分布	中部	−0.102	0.903	0.081	0.806	1.012
	西部	0.072	1.074	0.358	0.922	1.252
常数项		−0.381	0.683	0.201	0.381	1.225

4.2.9 单位定位

4.2.9.1 不同分类人员单位定位对工作积极性的影响程度（单因素分析）

表 4-22 为不同分类人员单位定位对工作积极性影响程度的单因素分析结果。

从性别来看，男性工作人员的单位定位因素重要性评分均值为 83.30 分，标准差为 23.58；女性工作人员的单位定位因素重要性评分均值为 84.48 分，标准差为 21.18，单位定位因素重要性评分在性别方面存在统计学意义上的显著差异。

从年龄来看，29 岁及以下、30～39 岁、40～49 岁和 50 岁及以上等各年龄组疾病预防控制中心工作人员的单位定位因素重要性评分均值依次为 79.62 分、83.18 分、86.67 分和 86.00 分，标准差依次为 23.68、22.44、20.36 和 21.73，单位定位因素重要性评分在年龄方面存在统计学意义上的显著差异。

从合同类型来看，事业编制疾病预防控制中心工作人员的单位定位因素重要性评分均值为 84.61 分，标准差为 21.64；非事业编制的单位定位因素重要性评分均值为 80.21 分，标准差为 24.72，单位定位因素重要性评分在合同类型方面存在统计学意义上的显著差异。

从职称来看，高级、中级、初级和无职称疾病预防控制中心工作人员的单位定位因素重要性评分均值依次为 82.90 分、85.89 分、83.76 分和 82.26 分，标准差依次为 21.65、21.03、22.47 和 23.83，单位定位因素重要性评分在职称方面存在统计学意义上的显著差异。

从最高文化程度来看，硕士及以上、本科、大专和高中/中专及以下学历的疾病预防控制中心工作人员的单位定位因素重要性评分均值依次为 78.67 分、84.64 分、87.00 分和 85.53 分，标准差依次为 23.47、21.50、21.16 和 23.70，单位定位因素重要性评分在最高文化程度方面存在统计学意义上的显著差异。

从工龄来看，4 年及以下、5～14 年、15～24 年和 25 年及以上等各工龄组疾病预防控制中心工作人员的单位定位因素重要性评分均值依次为 78.96 分、82.18 分、86.50 分和 86.99 分，标准差依次为 23.68、22.91、20.62 和 20.71，单位定位因素重要性评分在工龄方面存在统计学意义上的显著差异。

从机构级别来看，中国疾病预防控制中心、省级、地（市）级和区（县）级等不同机构级别疾病预防控制中心工作人员的单位定位因素重要性评分均值依次为 74.19 分、81.41 分、83.50 分和 85.99 分，标准差依次为 25.87、20.53、22.99

和 20.95，单位定位因素重要性评分在机构级别方面存在统计学意义上的显著差异。

　　从地区分布来看，东部地区、中部地区和西部地区等不同地区疾病预防控制中心工作人员的单位定位因素重要性评分均值依次为 81.78 分、85.34 分和 85.15 分，标准差依次为 23.55、21.27 和 20.91，单位定位因素重要性评分在地区分布方面存在统计学意义上的显著差异。

表 4-22　不同分类人员单位定位对工作积极性影响程度的单因素分析结果

项目		均值	标准差	F	P
性别	男性	83.30	23.58	5.82	0.016
	女性	84.48	21.18		
年龄	29 岁及以下	79.62	23.68	41.49	<0.001
	30～39 岁	83.18	22.44		
	40～49 岁	86.67	20.36		
	50 岁及以上	86.00	21.73		
合同类型	事业编制	84.61	21.64	39.56	<0.001
	非事业编制	80.21	24.72		
职称	高级	82.90	21.65	11.82	<0.001
	中级	85.89	21.03		
	初级	83.76	22.47		
	无职称	82.26	23.83		
最高文化程度	硕士及以上	78.67	23.47	44.85	<0.001
	本科	84.64	21.50		
	大专	87.00	21.16		
	高中/中专及以下	85.53	23.70		
工龄	4 年及以下	78.96	23.68	56.47	<0.001
	5～14 年	82.18	22.91		
	15～24 年	86.50	20.62		
	25 年及以上	86.99	20.71		
机构级别	中国疾病预防控制中心	74.19	25.87	70.51	<0.001
	省级	81.41	20.53		
	地（市）级	83.50	22.99		
	区（县）级	85.99	20.95		
地区分布	东部	81.78	23.55	25.52	<0.001
	中部	85.34	21.27		
	西部	85.15	20.91		

4.2.9.2 不同分类人员单位定位对工作积极性影响程度的多因素分析

依据重要性评分,80 分以上认为该因素对工作积极性有重要影响,赋值为 1；80 分及以下认为该因素对工作积极性无重要影响,赋值为 0；进行二分类逻辑回归分析。

表 4-23 为不同分类人员单位定位因素对工作积极性影响程度的二元逻辑回归分析结果。由分析结果可以看出,认为单位定位因素对工作积极性有重要影响的女性工作人员是男性工作人员的 1.185 倍,说明女性工作人员更看重单位定位；认为单位定位因素对工作积极性有重要影响的非事业编制工作人员比事业编制工作人员低 0.313 倍,说明事业编制工作人员更看重单位定位；认为单位定位因素对工作积极性有重要影响的中级职称、初级职称和无职称人员,分别是高级职称人员的 1.335 倍、1.416 倍和 1.375 倍,说明中级职称、初级职称和无职称人员比高级职称人员更看重单位定位；疾病预防控制中心工作人员的工龄每增长 1 年,认为单位定位因素对工作积极性影响重要性增长 1.026 倍,说明工龄越长的人员,越重视单位定位；认为单位定位因素对工作积极性有重要影响的省级、地（市）级和区（县）级单位工作人员,分别是中国疾病预防控制中心工作人员的 1.324 倍、1.897 倍和 2.234 倍,说明省级、地（市）级和区（县）级单位工作人员比中国疾病预防控制中心工作人员更看重单位定位；认为单位定位因素对工作积极性有重要影响的西部地区单位工作人员是东部地区单位工作人员的 1.177 倍,说明西部地区单位工作人员比东部地区单位工作人员更看重单位定位。

表 4-23 不同分类人员单位定位对工作积极性影响程度的二元逻辑回归分析结果

项目		系数	OR	P	OR-95%置信区间	
					最低	最高
性别	女性	0.169	1.185	0.001	1.076	1.304
年龄		0.005	1.005	0.553	0.988	1.023
合同类型	非事业编制	−0.375	0.687	<0.001	0.593	0.796
职称	中级	0.289	1.335	<0.001	1.158	1.540
	初级	0.348	1.416	<0.001	1.189	1.687
	无职称	0.318	1.375	0.002	1.128	1.675
最高文化程度	本科	0.016	1.016	0.846	0.867	1.190
	大专	0.102	1.107	0.355	0.892	1.374
	高中/中专及以下	−0.174	0.841	0.239	0.630	1.122

项目		系数	OR	P	OR-95%置信区间	
					最低	最高
工龄		0.026	1.026	0.001	1.010	1.042
机构级别	省级	0.281	1.324	0.018	1.050	1.671
	地（市）级	0.640	1.897	<0.001	1.566	2.298
	区（县）级	0.804	2.234	<0.001	1.836	2.718
地区分布	中部	−0.024	0.977	0.686	0.871	1.095
	西部	0.163	1.177	0.039	1.008	1.374
常数项		−1.128	0.324	<0.001	0.179	0.585

4.2.10　岗位类型

4.2.10.1　不同分类人员岗位类型对工作积极性的影响程度（单因素分析）

表 4-24 为不同分类人员岗位类型对工作积极性影响程度的单因素分析结果。

从性别来看，男性工作人员的岗位类型因素重要性评分均值为 80.55 分，标准差为 23.78；女性工作人员的岗位类型因素重要性评分均值为 83.25 分，标准差为 21.40，岗位类型因素重要性评分在性别方面存在统计学意义上的显著差异。

从年龄来看，29 岁及以下、30～39 岁、40～49 岁和 50 岁及以上等各年龄组疾病预防控制中心工作人员的岗位类型因素重要性评分均值依次为 77.74 分、81.37 分、84.74 分和 84.48 分，标准差依次为 23.58、22.96、20.59 和 21.87，岗位类型因素重要性评分在年龄方面存在统计学意义上的显著差异。

从合同类型来看，事业编制疾病预防控制中心工作人员的岗位类型因素重要性评分均值为 82.43 分，标准差为 22.17；非事业编制的岗位类型因素重要性评分均值为 80.96 分，标准差为 23.56，岗位类型因素重要性评分在合同类型方面存在统计学意义上的显著差异。

从职称来看，高级、中级、初级和无职称疾病预防控制中心工作人员的岗位类型因素重要性评分均值依次为 82.39 分、83.78 分、82.38 分和 78.82 分，标准差依次为 21.22、21.47、22.40 和 24.84，岗位类型因素重要性评分在职称方面存在统计学意义上的显著差异。

从最高文化程度来看，硕士及以上、本科、大专和高中/中专及以下学历的疾病预防控制中心工作人员的岗位类型因素重要性评分均值依次为 77.68 分、82.57 分、

85.49 分和 82.82 分，标准差依次为 23.12、22.00、21.17 和 24.74，岗位类型因素重要性评分在最高文化程度方面存在统计学意义上的显著差异。

从工龄来看，4 年及以下、5～14 年、15～24 年和 25 年及以上等各工龄组疾病预防控制中心工作人员的岗位类型因素重要性评分均值依次为 76.90 分、80.54 分、84.40 分和 85.36 分，标准差依次为 23.65、23.12、21.17 和 20.92，岗位类型因素重要性评分在工龄方面存在统计学意义上的显著差异。

从机构级别来看，中国疾病预防控制中心、省级、地（市）级和区（县）级等不同机构级别疾病预防控制中心工作人员的岗位类型因素重要性评分均值依次为 74.32 分、79.29 分、82.26 分和 83.74 分，标准差依次为 24.87、21.44、22.04 和 21.93，岗位类型因素重要性评分在机构级别方面存在统计学意义上的显著差异。

从地区分布来看，东部地区、中部地区和西部地区等不同地区疾病预防控制中心工作人员的岗位类型因素重要性评分均值依次为 80.21 分、83.28 分和 83.63 分，标准差依次为 23.09、22.01 和 21.38，岗位类型因素重要性评分在地区分布方面存在统计学意义上的显著差异。

表 4-24　不同分类人员岗位类型对工作积极性影响程度的单因素分析结果

项目		均值	标准差	F	P
性别	男性	80.55	23.78	30.09	<0.001
	女性	83.25	21.40		
年龄	29 岁及以下	77.74	23.58	41.56	<0.001
	30～39 岁	81.37	22.96		
	40～49 岁	84.74	20.59		
	50 岁及以上	84.48	21.87		
合同类型	事业编制	82.43	22.17	4.31	0.038
	非事业编制	80.96	23.56		
职称	高级	82.39	21.22	16.48	<0.001
	中级	83.78	21.47		
	初级	82.38	22.40		
	无职称	78.82	24.84		
最高文化程度	硕士及以上	77.68	23.12	35.35	<0.001
	本科	82.57	22.00		
	大专	85.49	21.17		
	高中/中专及以下	82.82	24.74		

项目		均值	标准差	F	P
工龄	4 年及以下	76.90	23.65	56.91	<0.001
	5～14 年	80.54	23.12		
	15～24 年	84.40	21.17		
	25 年及以上	85.36	20.92		
机构级别	中国疾病预防控制中心	74.32	24.87	45.20	<0.001
	省级	79.29	21.44		
	地（市）级	82.26	22.04		
	区（县）级	83.74	21.93		
地区分布	东部	80.21	23.09	20.21	<0.001
	中部	83.28	22.01		
	西部	83.63	21.38		

4.2.10.2　不同分类人员岗位类型对工作积极性影响程度的多因素分析

依据重要性评分，80 分以上认为该因素对工作积极性有重要影响，赋值为 1；80 分及以下认为该因素对工作积极性无重要影响，赋值为 0；进行二分类逻辑回归分析。

表 4-25 为不同分类人员岗位类型因素对工作积极性影响程度的二元逻辑回归分析结果。由分析结果可以看出，认为岗位类型因素对工作积极性有重要影响的女性工作人员是男性工作人员的 1.342 倍，说明女性工作人员更看重岗位类型；疾病预防控制中心工作人员的工龄每增长 1 年，认为岗位类型因素对工作积极性影响重要性增长 1.032 倍，说明工龄越长的人员，越重视岗位类型；认为岗位类型因素对工作积极性有重要影响的省级、地（市）级和区（县）级单位工作人员，分别是中国疾病预防控制中心工作人员的 1.274 倍、1.726 倍和 2.044 倍，说明省级、地（市）级和区（县）级单位工作人员比中国疾病预防控制中心工作人员更看重岗位类型；认为岗位类型因素对工作积极性有重要影响的西部地区单位工作人员是东部地区单位工作人员的 1.253 倍，说明西部地区单位工作人员比东部地区单位工作人员更看重岗位类型。

表 4-25 不同分类人员岗位类型对工作积极性影响程度的二元逻辑回归分析结果

项目		系数	OR	P	OR-95%置信区间	
					最低	最高
性别	女性	0.294	1.342	<0.001	1.222	1.473
年龄		0.000	1.000	0.988	0.983	1.017
合同类型	非事业编制	0.035	1.036	0.637	0.894	1.200
职称	中级	0.091	1.096	0.199	0.953	1.260
	初级	0.169	1.184	0.052	0.998	1.403
	无职称	−0.018	0.982	0.856	0.811	1.190
最高文化程度	本科	0.000	1.000	0.996	0.855	1.168
	大专	0.077	1.081	0.471	0.875	1.334
	高中/中专及以下	−0.219	0.803	0.124	0.608	1.062
工龄		0.032	1.032	<0.001	1.017	1.048
机构级别	省级	0.242	1.274	0.040	1.011	1.605
	地（市）级	0.546	1.726	<0.001	1.427	2.088
	区（县）级	0.715	2.044	<0.001	1.682	2.483
地区分布	中部	−0.022	0.978	0.693	0.875	1.093
	西部	0.225	1.253	0.003	1.078	1.456
常数项		−1.210	0.298	<0.001	0.167	0.531

4.2.11 疫情防控工作压力

4.2.11.1 不同分类人员疫情防控工作压力对工作积极性的影响程度（单因素分析）

表 4-26 为不同分类人员疫情防控工作压力对工作积极性影响程度的单因素分析结果。

从性别来看，男性工作人员的疫情防控工作压力因素重要性评分均值为 83.91 分，标准差为 21.18；女性工作人员的疫情防控工作压力因素重要性评分均值为 84.61 分，标准差为 19.78。

从年龄来看，29 岁及以下、30～39 岁、40～49 岁和 50 岁及以上等各年龄组疾病预防控制中心工作人员的疫情防控工作压力因素重要性评分均值依次为 82.18 分、83.11 分、85.95 分和 86.20 分，标准差依次为 21.32、21.26、19.16 和 18.97，疫情防控工作压力因素重要性评分在年龄方面存在统计学意义上的显著差异。

从合同类型来看，事业编制疾病预防控制中心工作人员的疫情防控工作压力因素重要性评分均值为 84.46 分，标准差为 20.20；非事业编制的疫情防控工作压力因素重要性评分均值为 83.61 分，标准差为 21.10。

从职称来看，高级、中级、初级和无职称疾病预防控制中心工作人员的疫情防控工作压力因素重要性评分均值依次为 82.19 分、85.59 分、84.95 分和 83.48 分，标准差依次为 20.25、19.64、20.48 和 21.17，疫情防控工作压力因素重要性评分在职称方面存在统计学意义上的显著差异。

从最高文化程度来看，硕士及以上、本科、大专和高中/中专及以下学历的疾病预防控制中心工作人员的疫情防控工作压力因素重要性评分均值依次为 76.40 分、85.59 分、87.64 分和 86.75 分，标准差依次为 22.57、19.52、18.51 和 19.74，疫情防控工作压力因素重要性评分在最高文化程度方面存在统计学意义上的显著差异。

从工龄来看，4 年及以下、5～14 年、15～24 年和 25 年及以上等各工龄组疾病预防控制中心工作人员的疫情防控工作压力因素重要性评分均值依次为 80.92 分、82.77 分、85.62 分和 86.96 分，标准差依次为 21.37、21.47、19.77 和 18.37，疫情防控工作压力因素重要性评分在工龄方面存在统计学意义上的显著差异。

从机构级别来看，中国疾病预防控制中心、省级、地（市）级和区（县）级等不同机构级别疾病预防控制中心工作人员的疫情防控工作压力因素重要性评分均值依次为 67.97 分、77.25 分、84.13 分和 87.68 分，标准差依次为 24.68、22.05、19.53 和 18.18，疫情防控工作压力因素重要性评分在机构级别方面存在统计学意义上的显著差异。

从地区分布来看，东部地区、中部地区和西部地区等不同地区疾病预防控制中心工作人员的疫情防控工作压力因素重要性评分均值依次为 80.99 分、86.83 分和 84.25 分，标准差依次为 22.26、18.37 和 20.38，疫情防控工作压力因素重要性评分在地区分布方面存在统计学意义上的显著差异。

表 4-26　不同分类人员疫情防控工作压力对工作积极性影响程度的单因素分析结果

项目		均值	标准差	F	P
性别	男性	83.91	21.18	2.43	0.119
	女性	84.61	19.78		

项目		均值	标准差	*F*	*P*
年龄	29 岁及以下	82.18	21.32	20.11	<0.001
	30~39 岁	83.11	21.26		
	40~49 岁	85.95	19.16		
	50 岁及以上	86.20	18.97		
合同类型	事业编制	84.46	20.20	1.74	0.188
	非事业编制	83.61	21.10		
职称	高级	82.19	20.25	12.09	<0.001
	中级	85.59	19.64		
	初级	84.95	20.48		
	无职称	83.48	21.17		
最高文化程度	硕士及以上	76.40	22.57	110.43	<0.001
	本科	85.59	19.52		
	大专	87.64	18.51		
	高中/中专及以下	86.75	19.74		
工龄	4 年及以下	80.92	21.37	36.77	<0.001
	5~14 年	82.77	21.47		
	15~24 年	85.62	19.77		
	25 年及以上	86.96	18.37		
机构级别	中国疾病预防控制中心	67.97	24.68	266.45	<0.001
	省级	77.25	22.05		
	地（市）级	84.13	19.53		
	区（县）级	87.68	18.18		
地区分布	东部	80.99	22.26	76.24	<0.001
	中部	86.83	18.37		
	西部	84.25	20.38		

4.2.11.2　不同分类人员疫情防控工作压力对工作积极性影响程度的多因素分析

依据重要性评分，80 分以上认为该因素对工作积极性有重要影响，赋值为 1；80 分及以下认为该因素对工作积极性无重要影响，赋值为 0；进行二分类逻辑回归分析。

表 4-27 为不同分类人员疫情防控工作压力因素对工作积极性影响程度的二元

逻辑回归分析结果。由分析结果可以看出，认为疫情防控工作压力因素对工作积极性有重要影响的女性工作人员是男性工作人员的 1.116 倍，说明女性工作人员更看重疫情防控工作压力；认为疫情防控工作压力因素对工作积极性有重要影响的省级、地（市）级和区（县）级单位工作人员，分别是中国疾病预防控制中心工作人员的 2.014 倍、3.549 倍和 5.541 倍，说明省级、地（市）级和区（县）级单位工作人员比中国疾病预防控制中心工作人员更看重疫情防控工作压力。

表 4-27　不同分类人员疫情防控工作压力对工作积极性影响程度的二元逻辑回归分析结果

项目		系数	OR	P	OR-95%置信区间	
					最低	最高
性别	女性	0.109	1.116	0.028	1.012	1.230
年龄		0.012	1.012	0.179	0.994	1.031
合同类型	非事业编制	−0.085	0.918	0.273	0.789	1.070
职称	中级	0.090	1.095	0.223	0.946	1.266
	初级	0.048	1.050	0.592	0.879	1.253
	无职称	−0.071	0.931	0.482	0.763	1.136
最高文化程度	本科	0.045	1.046	0.583	0.891	1.227
	大专	0.069	1.071	0.536	0.862	1.332
	高中/中专及以下	−0.051	0.951	0.736	0.709	1.274
工龄		0.010	1.010	0.225	0.994	1.026
机构级别	省级	0.700	2.014	<0.001	1.589	2.553
	地（市）级	1.267	3.549	<0.001	2.909	4.329
	区（县）级	1.712	5.541	<0.001	4.515	6.801
地区分布	中部	0.014	1.014	0.819	0.903	1.138
	西部	0.066	1.068	0.402	0.916	1.245
常数项		−1.617	0.198	<0.001	0.108	0.363

4.2.12　工作条件

4.2.12.1　不同分类人员工作条件对工作积极性的影响程度（单因素分析）

表 4-28 为不同分类人员工作条件对工作积极性影响程度的单因素分析结果。

从性别来看，男性工作人员的工作条件因素重要性评分均值为 83.59 分，标准差为 19.96；女性工作人员的工作条件因素重要性评分均值为 85.72 分，标准差为 17.86，工作条件因素重要性评分在性别方面存在统计学意义上的显著差异。

从年龄来看，29 岁及以下、30～39 岁、40～49 岁和 50 岁及以上等各年龄组疾病预防控制中心工作人员的工作条件因素重要性评分均值依次为 83.42 分、83.95 分、86.11 分和 86.29 分，标准差依次为 18.90、19.34、18.33 和 17.74，工作条件因素重要性评分在年龄方面存在统计学意义上的显著差异。

从合同类型来看，事业编制疾病预防控制中心工作人员的工作条件因素重要性评分均值为 85.03 分，标准差为 18.39；非事业编制的工作条件因素重要性评分均值为 84.24 分，标准差为 20.68。

从职称来看，高级、中级、初级和无职称疾病预防控制中心工作人员的工作条件因素重要性评分均值依次为 83.77 分、85.67 分、85.29 分和 84.21 分，标准差依次为 17.68、18.26、18.91 和 20.24，工作条件因素重要性评分在职称方面存在统计学意义上的显著差异。

从最高文化程度来看，硕士及以上、本科、大专和高中/中专及以下学历的疾病预防控制中心工作人员的工作条件因素重要性评分均值依次为 81.16 分、85.20 分、87.36 分和 86.25 分，标准差依次为 18.78、18.37、18.57 和 20.27，工作条件因素重要性评分在最高文化程度方面存在统计学意义上的显著差异。

从工龄来看，4 年及以下、5～14 年、15～24 年和 25 年及以上等各工龄组疾病预防控制中心工作人员的工作条件因素重要性评分均值依次为 83.03 分、83.44 分、86.40 分和 86.44 分，标准差依次为 18.69、19.56、18.17 和 17.95，工作条件因素重要性评分在工龄方面存在统计学意义上的显著差异。

从机构级别来看，中国疾病预防控制中心、省级、地（市）级和区（县）级等不同机构级别疾病预防控制中心工作人员的工作条件因素重要性评分均值依次为 78.99 分、81.61 分、84.27 分和 86.43 分，标准差依次为 19.33、18.77、18.81 和 18.33，工作条件因素重要性评分在机构级别方面存在统计学意义上的显著差异。

从地区分布来看，东部地区、中部地区和西部地区等不同地区疾病预防控制中心工作人员的工作条件因素重要性评分均值依次为 83.37 分、85.92 分和 85.40 分，标准差依次为 18.93、18.54 和 18.46，工作条件因素重要性评分在地区分布方面存在统计学意义上的显著差异。

表 4-28　不同分类人员工作条件对工作积极性影响程度的单因素分析结果

项目		均值	标准差	F	P
性别	男性	83.59	19.96	26.80	<0.001
	女性	85.72	17.86		
年龄	29 岁及以下	83.42	18.90	12.71	<0.001
	30～39 岁	83.95	19.34		
	40～49 岁	86.11	18.33		
	50 岁及以上	86.29	17.74		
合同类型	事业编制	85.03	18.39	1.79	0.181
	非事业编制	84.24	20.68		
职称	高级	83.77	17.68	4.89	0.002
	中级	85.67	18.26		
	初级	85.29	18.91		
	无职称	84.21	20.24		
最高文化程度	硕士及以上	81.16	18.78	33.14	<0.001
	本科	85.20	18.37		
	大专	87.36	18.57		
	高中/中专及以下	86.25	20.27		
工龄	4 年及以下	83.03	18.69	20.69	<0.001
	5～14 年	83.44	19.56		
	15～24 年	86.40	18.17		
	25 年及以上	86.44	17.95		
机构级别	中国疾病预防控制中心	78.99	19.33	46.25	<0.001
	省级	81.61	18.77		
	地（市）级	84.27	18.81		
	区（县）级	86.43	18.33		
地区分布	东部	83.37	18.93	17.42	<0.001
	中部	85.92	18.54		
	西部	85.40	18.46		

4.2.12.2　不同分类人员工作条件对工作积极性影响程度的多因素分析

依据重要性评分，80 分以上认为该因素对工作积极性有重要影响，赋值为 1；

80 分及以下认为该因素对工作积极性无重要影响，赋值为 0；进行二分类逻辑回归分析。

表 4-29 为不同分类人员工作条件因素对工作积极性影响程度的二元逻辑回归分析结果。由分析结果可以看出，认为工作条件因素对工作积极性有重要影响的女性工作人员是男性工作人员的 1.268 倍，说明女性工作人员更看重工作条件；认为工作条件因素对工作积极性有重要影响的中级职称和初级职称人员，分别是高级职称人员的 1.160 倍和 1.193 倍，说明中级职称和初级职称人员比高级职称人员更看重工作条件；认为工作条件因素对工作积极性有重要影响的地（市）级和区（县）级单位工作人员，分别是中国疾病预防控制中心工作人员的 1.511 倍和 1.796 倍，说明地（市）级和区（县）级单位工作人员比中国疾病预防控制中心工作人员更看重工作条件。

表 4-29　不同分类人员工作条件对工作积极性影响程度的二元逻辑回归分析结果

项目		系数	OR	P	OR-95%置信区间	
					最低	最高
性别	女性	0.238	1.268	<0.001	1.154	1.394
年龄		0.011	1.011	0.232	0.993	1.029
合同类型	非事业编制	−0.051	0.950	0.501	0.819	1.103
职称	中级	0.148	1.160	0.037	1.009	1.333
	初级	0.176	1.193	0.043	1.006	1.415
	无职称	0.159	1.173	0.106	0.967	1.423
最高文化程度	本科	0.116	1.123	0.146	0.961	1.312
	大专	0.209	1.233	0.053	0.997	1.524
	高中/中专及以下	0.089	1.093	0.538	0.823	1.451
工龄		0.010	1.010	0.219	0.994	1.025
机构级别	省级	0.188	1.206	0.110	0.958	1.519
	地（市）级	0.413	1.511	<0.001	1.250	1.826
	区（县）级	0.585	1.796	<0.001	1.480	2.179
地区分布	中部	0.062	1.064	0.278	0.951	1.190
	西部	0.134	1.143	0.081	0.984	1.329
常数项		−1.102	0.332	<0.001	0.185	0.597

4.2.13　单位内部人际关系

4.2.13.1　不同分类人员单位内部人际关系对工作积极性的影响程度（单因素分析）

表 4-30 为不同分类人员单位内部人际关系对工作积极性影响程度的单因素分析结果。

从性别来看，男性工作人员的单位内部人际关系因素重要性评分均值为 83.36 分，标准差为 19.66；女性工作人员的单位内部人际关系因素重要性评分均值为 85.98 分，标准差为 17.54，单位内部人际关系因素重要性评分在性别方面存在统计学意义上的显著差异。

从年龄来看，29 岁及以下、30～39 岁、40～49 岁和 50 岁及以上等各年龄组疾病预防控制中心工作人员的单位内部人际关系因素重要性评分均值依次为 83.94 分、84.30 分、85.88 分和 85.89 分，标准差依次为 18.69、18.50、18.01 和 18.45，单位内部人际关系因素重要性评分在年龄方面存在统计学意义上的显著差异。

从合同类型来看，事业编制疾病预防控制中心工作人员的单位内部人际关系因素重要性评分均值为 84.79 分，标准差为 18.44；非事业编制的单位内部人际关系因素重要性评分均值为 86.37 分，标准差为 18.10，单位内部人际关系因素重要性评分在合同类型方面存在统计学意义上的显著差异。

从职称来看，高级、中级、初级和无职称疾病预防控制中心工作人员的单位内部人际关系因素重要性评分均值依次为 83.49 分、85.19 分、85.43 分和 85.66 分，标准差依次为 17.33、18.50、18.80 和 18.69，单位内部人际关系因素重要性评分在职称方面存在统计学意义上的显著差异。

从最高文化程度来看，硕士及以上、本科、大专和高中/中专及以下学历的疾病预防控制中心工作人员的单位内部人际关系因素重要性评分均值依次为 81.75 分、84.95 分、87.78 分和 86.53 分，标准差依次为 18.18、18.18、17.95 和 20.86，单位内部人际关系因素重要性评分在最高文化程度方面存在统计学意义上的显著差异。

从工龄来看，4 年及以下、5～14 年、15～24 年和 25 年及以上等各工龄组疾病预防控制中心工作人员的单位内部人际关系因素重要性评分均值依次为 83.27 分、84.16 分、86.24 分和 85.91 分，标准差依次为 18.41、18.72、17.59 和 18.54，单位内部人际关系因素重要性评分在工龄方面存在统计学意义上的显著差异。

从机构级别来看，中国疾病预防控制中心、省级、地（市）级和区（县）级等不同机构级别疾病预防控制中心工作人员的单位内部人际关系因素重要性评分均值依次为 80.74 分、82.91 分、83.92 分和 86.26 分，标准差依次为 18.34、16.60、18.59 和 18.43，单位内部人际关系因素重要性评分在机构级别方面存在统计学意义上的显著差异。

从地区分布来看，东部地区、中部地区和西部地区等不同地区疾病预防控制中心工作人员的单位内部人际关系因素重要性评分均值依次为 84.05 分、85.77 分和 84.72 分，标准差依次为 18.29、18.45 和 18.42，单位内部人际关系因素重要性评分在地区分布方面存在统计学意义上的显著差异。

表 4-30 不同分类人员单位内部人际关系对工作积极性影响程度的单因素分析结果

项目		均值	标准差	F	P
性别	男性	83.36	19.66	41.89	<0.001
	女性	85.98	17.54		
年龄	29 岁及以下	83.94	18.69	6.53	0.002
	30～39 岁	84.30	18.50		
	40～49 岁	85.88	18.01		
	50 岁及以上	85.89	18.45		
合同类型	事业编制	84.79	18.44	7.32	0.007
	非事业编制	86.37	18.10		
职称	高级	83.49	17.33	5.26	0.001
	中级	85.19	18.50		
	初级	85.43	18.80		
	无职称	85.66	18.69		
最高文化程度	硕士及以上	81.75	18.18	31.33	<0.001
	本科	84.95	18.18		
	大专	87.78	17.95		
	高中/中专及以下	86.53	20.86		
工龄	4 年及以下	83.27	18.41	11.30	<0.001
	5～14 年	84.16	18.72		
	15～24 年	86.24	17.59		
	25 年及以上	85.91	18.54		

项目		均值	标准差	F	P
机构级别	中国疾病预防控制中心	80.74	18.34	27.62	<0.001
	省级	82.91	16.60		
	地（市）级	83.92	18.59		
	区（县）级	86.26	18.43		
地区分布	东部	84.05	18.29	8.16	<0.001
	中部	85.77	18.45		
	西部	84.72	18.42		

4.2.13.2 不同分类人员单位内部人际关系对工作积极性影响程度的多因素分析

依据重要性评分，80 分以上认为该因素对工作积极性有重要影响，赋值为 1；80 分及以下认为该因素对工作积极性无重要影响，赋值为 0；进行二分类逻辑回归分析。

表 4-31 为不同分类人员单位内部人际关系因素对工作积极性影响程度的二元逻辑回归分析结果。由分析结果可以看出，认为单位内部人际关系因素对工作积极性有重要影响的女性工作人员是男性工作人员的 1.304 倍，说明女性工作人员更看重单位内部人际关系；认为单位内部人际关系因素对工作积极性有重要影响的中级、初级和无职称人员，分别是高级职称人员的 1.214 倍、1.343 倍和 1.407 倍，说明中级、初级和无职称人员比高级职称人员更看重单位内部人际关系；疾病预防控制中心工作人员的工龄每增长 1 年，认为单位内部人际关系因素对工作积极性影响重要性增长 1.017 倍，说明工龄越长的人员，越重视单位内部人际关系；认为单位内部人际关系因素对工作积极性有重要影响的地（市）级和区（县）级单位工作人员，分别是中国疾病预防控制中心工作人员的 1.332 倍和 1.715 倍，说明地（市）级和区（县）级单位工作人员比中国疾病预防控制中心工作人员更看重单位内部人际关系。

表 4-31 不同分类人员单位内部人际关系对工作积极性影响程度的二元逻辑回归分析结果

项目		系数	OR	P	OR-95%置信区间	
					最低	最高
性别	女性	0.265	1.304	<0.001	1.186	1.433
年龄		0.004	1.004	0.666	0.986	1.022

项目		系数	OR	P	OR-95%置信区间	
					最低	最高
合同类型	非事业编制	0.018	1.018	0.819	0.875	1.184
职称	中级	0.194	1.214	0.006	1.057	1.395
	初级	0.295	1.343	0.001	1.132	1.592
	无职称	0.342	1.407	0.001	1.159	1.709
最高文化程度	本科	0.038	1.038	0.638	0.888	1.214
	大专	0.170	1.186	0.116	0.959	1.467
	高中/中专及以下	0.054	1.056	0.710	0.794	1.404
工龄		0.017	1.017	0.034	1.001	1.033
机构级别	省级	0.197	1.217	0.095	0.967	1.533
	地（市）级	0.287	1.332	0.003	1.102	1.610
	区（县）级	0.539	1.715	<0.001	1.412	2.083
地区分布	中部	−0.030	0.971	0.603	0.867	1.086
	西部	0.005	1.005	0.952	0.865	1.167
常数项		−0.902	0.406	0.003	0.226	0.729

4.2.14　生活环境

4.2.14.1　不同分类人员生活环境对工作积极性的影响程度（单因素分析）

表 4-32 为不同分类人员生活环境对工作积极性影响程度的单因素分析结果。

从性别来看，男性工作人员的生活环境因素重要性评分均值为 83.82 分，标准差为 19.11；女性工作人员的生活环境因素重要性评分均值为 86.63 分，标准差为 16.99，生活环境因素重要性评分在性别方面存在统计学意义上的显著差异。

从年龄来看，29 岁及以下、30～39 岁、40～49 岁和 50 岁及以上等各年龄组疾病预防控制中心工作人员的生活环境因素重要性评分均值依次为 84.07 分、85.01 分、86.24 分和 87.07 分，标准差依次为 18.56、18.00、17.91 和 16.61，生活环境因素重要性评分在年龄方面存在统计学意义上的显著差异。

从合同类型来看，事业编制疾病预防控制中心工作人员的生活环境因素重要性评分均值为 85.49 分，标准差为 17.80；非事业编制的生活环境因素重要性评分均值为 86.17 分，标准差为 18.31。

从职称来看，高级、中级、初级和无职称疾病预防控制中心工作人员的生活环境因素重要性评分均值依次为 84.32 分、86.12 分、85.93 分和 85.41 分，标准差依次为 16.76、17.57、18.19 和 19.04，生活环境因素重要性评分在职称方面存在统计学意义上的显著差异。

从最高文化程度来看，硕士及以上、本科、大专和高中/中专及以下学历的疾病预防控制中心工作人员的生活环境因素重要性评分均值依次为 82.10 分、85.58 分、88.35 分和 87.38 分，标准差依次为 17.83、17.85、16.78 和 19.61，生活环境因素重要性评分在最高文化程度方面存在统计学意义上的显著差异。

从工龄来看，4 年及以下、5～14 年、15～24 年和 25 年及以上等各工龄组疾病预防控制中心工作人员的生活环境因素重要性评分均值依次为 83.27 分、84.78 分、86.37 分和 87.10 分，标准差依次为 18.90、18.08、17.71 和 16.97，生活环境因素重要性评分在工龄方面存在统计学意义上的显著差异。

从机构级别来看，中国疾病预防控制中心、省级、地（市）级和区（县）级等不同机构级别疾病预防控制中心工作人员的生活环境因素重要性评分均值依次为 82.08 分、83.12 分、84.25 分和 86.87 分，标准差依次为 17.47、17.66、18.84 和 17.45，生活环境因素重要性评分在机构级别方面存在统计学意义上的显著差异。

从地区分布来看，东部地区、中部地区和西部地区等不同地区疾病预防控制中心工作人员的生活环境因素重要性评分均值依次为 84.53 分、86.32 分和 85.62 分，标准差依次为 17.75、17.68 和 18.61，生活环境因素重要性评分在地区分布方面存在统计学意义上的显著差异。

表 4-32　不同分类人员生活环境对工作积极性影响程度的单因素分析结果

项目		均值	标准差	F	P
性别	男性	83.82	19.11	51.01	＜0.001
	女性	86.63	16.99		
年龄	29 岁及以下	84.07	18.56	10.06	＜0.001
	30～39 岁	85.01	18.00		
	40～49 岁	86.24	17.91		
	50 岁及以上	87.07	16.61		
合同类型	事业编制	85.49	17.80	1.43	0.231
	非事业编制	86.17	18.31		

项目		均值	标准差	F	P
职称	高级	84.32	16.76	4.26	0.005
	中级	86.12	17.57		
	初级	85.93	18.19		
	无职称	85.41	19.04		
最高文化程度	硕士及以上	82.10	17.83	36.34	<0.001
	本科	85.58	17.85		
	大专	88.35	16.78		
	高中/中专及以下	87.38	19.61		
工龄	4 年及以下	83.27	18.90	17.62	<0.001
	5~14 年	84.78	18.08		
	15~24 年	86.37	17.71		
	25 年及以上	87.10	16.97		
机构级别	中国疾病预防控制中心	82.08	17.47	27.35	<0.001
	省级	83.12	17.66		
	地（市）级	84.25	18.84		
	区（县）级	86.87	17.45		
地区分布	东部	84.53	17.75	9.09	0.001
	中部	86.32	17.68		
	西部	85.62	18.61		

4.2.14.2 不同分类人员生活环境对工作积极性影响程度的多因素分析

依据重要性评分，80 分以上认为该因素对工作积极性有重要影响，赋值为 1；80 分及以下认为该因素对工作积极性无重要影响，赋值为 0；进行二分类逻辑回归分析。

表 4-33 为不同分类人员生活环境因素对工作积极性影响程度的二元逻辑回归分析结果。由分析结果可以看出，认为生活环境因素对工作积极性有重要影响的女性工作人员是男性工作人员的 1.396 倍，说明女性工作人员更看重生活环境；认为生活环境因素对工作积极性有重要影响的中级、初级和无职称人员，分别是高级职称人员的 1.188 倍、1.233 倍和 1.220 倍，说明中级、初级和无职称人员比高级职称人员更看重生活环境；认为生活环境因素对工作积极性有重要影响的本

科、大专和高中/中专及以下学历人员，分别是研究生及以上学历人员的 1.188 倍、1.398 倍和 1.375 倍，说明本科、大专和高中/中专及以下学历人员比研究生及以上学历人员更看重生活环境；认为生活环境因素对工作积极性有重要影响的地（市）级和区（县）级单位工作人员，分别是中国疾病预防控制中心工作人员的 1.226 倍和 1.455 倍，说明地（市）级和区（县）级单位工作人员比中国疾病预防控制中心工作人员更看重生活环境。

表 4-33　不同分类人员生活环境对工作积极性影响程度的二元逻辑回归分析结果

项目		系数	OR	P	OR-95%置信区间	
					最低	最高
性别	女性	0.334	1.396	<0.001	1.269	1.535
年龄		0.003	1.003	0.760	0.985	1.021
合同类型	非事业编制	−0.090	0.914	0.244	0.786	1.063
职称	中级	0.172	1.188	0.016	1.032	1.367
	初级	0.210	1.233	0.017	1.038	1.465
	无职称	0.199	1.220	0.047	1.003	1.483
最高文化程度	本科	0.172	1.188	0.032	1.015	1.390
	大专	0.335	1.398	0.002	1.128	1.733
	高中/中专及以下	0.318	1.375	0.031	1.029	1.837
工龄		0.016	1.016	0.050	1.000	1.032
机构级别	省级	0.145	1.156	0.224	0.915	1.459
	地（市）级	0.204	1.226	0.037	1.013	1.484
	区（县）级	0.375	1.455	<0.001	1.196	1.769
地区分布	中部	−0.015	0.985	0.796	0.879	1.104
	西部	0.133	1.143	0.087	0.981	1.331
常数项		−0.836	0.433	0.006	0.240	0.782

4.2.15　单位管理制度

4.2.15.1　不同分类人员单位管理制度对工作积极性的影响程度（单因素分析）

表 4-34 为不同分类人员单位管理制度对工作积极性影响程度的单因素分析结果。

从性别来看，男性工作人员的单位管理制度因素重要性评分均值为 87.31 分，标准差为 17.99；女性工作人员的单位管理制度因素重要性评分均值为 89.17 分，标准差为 15.55，单位管理制度因素重要性评分在性别方面存在统计学意义上的显著差异。

从年龄来看，29 岁及以下、30～39 岁、40～49 岁和 50 岁及以上等各年龄组疾病预防控制中心工作人员的单位管理制度因素重要性评分均值依次为 86.90 分、88.42 分、89.14 分和 89.17 分，标准差依次为 16.90、16.34、16.17 和 16.92，单位管理制度因素重要性评分在年龄方面存在统计学意义上的显著差异。

从合同类型来看，事业编制疾病预防控制中心工作人员的单位管理制度因素重要性评分均值为 88.62 分，标准差为 16.23；非事业编制的单位管理制度因素重要性评分均值为 87.53 分，标准差为 18.40，单位管理制度因素重要性评分在合同类型方面存在统计学意义上的显著差异。

从职称来看，高级、中级、初级和无职称疾病预防控制中心工作人员的单位管理制度因素重要性评分均值依次为 88.06 分、88.71 分、88.91 分和 87.77 分，标准差依次为 15.94、16.42、16.32 和 17.74。

从最高文化程度来看，硕士及以上、本科、大专和高中/中专及以下学历的疾病预防控制中心工作人员的单位管理制度因素重要性评分均值依次为 86.98 分、88.54 分、89.66 分和 88.69 分，标准差依次为 15.85、16.47、16.67 和 18.32，单位管理制度因素重要性评分在最高文化程度方面存在统计学意义上的显著差异。

从工龄来看，4 年及以下、5～14 年、15～24 年和 25 年及以上等各工龄组疾病预防控制中心工作人员的单位管理制度因素重要性评分均值依次为 86.50 分、88.05 分、89.23 分和 89.45 分，标准差依次为 16.66、16.58、16.20 和 16.55，单位管理制度因素重要性评分在工龄方面存在统计学意义上的显著差异。

从机构级别来看，中国疾病预防控制中心、省级、地（市）级和区（县）级等不同机构级别疾病预防控制中心工作人员的单位管理制度因素重要性评分均值依次为 85.18 分、87.34 分、88.17 分和 89.20 分，标准差依次为 18.02、15.28、17.10 和 16.18，单位管理制度因素重要性评分在机构级别方面存在统计学意义上的显著差异。

从地区分布来看，东部地区、中部地区和西部地区等不同地区疾病预防控制中心工作人员的单位管理制度因素重要性评分均值依次为 88.09 分、88.59 分和 89.00 分，标准差依次为 16.37、16.70 和 16.35。

表 4-34 不同分类人员单位管理制度对工作积极性影响程度的单因素分析结果

项目		均值	标准差	F	P
性别	男性	87.31	17.99	26.18	<0.001
	女性	89.17	15.55		
年龄	29 岁及以下	86.90	16.90	7.58	<0.001
	30～39 岁	88.42	16.34		
	40～49 岁	89.14	16.17		
	50 岁及以上	89.17	16.92		
合同类型	事业编制	88.62	16.23	4.28	0.039
	非事业编制	87.53	18.40		
职称	高级	88.06	15.94	2.06	0.103
	中级	88.71	16.42		
	初级	88.91	16.32		
	无职称	87.77	17.74		
最高文化程度	硕士及以上	86.98	15.85	7.41	0.001
	本科	88.54	16.47		
	大专	89.66	16.67		
	高中/中专及以下	88.69	18.32		
工龄	4 年及以下	86.50	16.66	11.92	<0.001
	5～14 年	88.05	16.58		
	15～24 年	89.23	16.20		
	25 年及以上	89.45	16.55		
机构级别	中国疾病预防控制中心	85.18	18.02	15.15	<0.001
	省级	87.34	15.28		
	地（市）级	88.17	17.10		
	区（县）级	89.20	16.18		
地区分布	东部	88.09	16.37	1.65	0.192
	中部	88.59	16.70		
	西部	89.00	16.35		

4.2.15.2　不同分类人员单位管理制度对工作积极性影响程度的多因素分析

依据重要性评分，80 分以上认为该因素对工作积极性有重要影响，赋值为 1；80 分及以下认为该因素对工作积极性无重要影响，赋值为 0；进行二分类逻辑回归分析。

表 4-35 为不同分类人员单位管理制度因素对工作积极性影响程度的二元逻辑回归分析结果。由分析结果可以看出，认为单位管理制度因素对工作积极性有重要影响的女性工作人员是男性工作人员的 1.280 倍，说明女性工作人员更看重单位管理制度；认为单位管理制度因素对工作积极性有重要影响的初级职称人员是高级职称人员的 1.317 倍，说明初级职称人员比高级职称人员更看重单位管理制度；疾病预防控制中心工作人员的工龄每增长 1 年，认为单位管理制度因素对工作积极性影响重要性增长 1.026 倍，说明工龄越长的人员，越重视单位管理制度；认为单位管理制度因素对工作积极性有重要影响的地（市）级和区（县）级单位工作人员，分别是中国疾病预防控制中心工作人员的 1.383 倍和 1.561 倍，说明地（市）级和区（县）级单位工作人员比中国疾病预防控制中心工作人员更看重单位管理制度。

表 4-35　不同分类人员单位管理制度对工作积极性影响程度的二元逻辑回归分析结果

项目		系数	OR	P	OR-95%置信区间	
					最低	最高
性别	女性	0.246	1.280	<0.001	1.156	1.416
年龄		−0.006	0.994	0.556	0.976	1.013
合同类型	非事业编制	−0.075	0.927	0.356	0.790	1.088
职称	中级	0.130	1.139	0.092	0.979	1.325
	初级	0.275	1.317	0.004	1.093	1.586
	无职称	0.185	1.203	0.085	0.975	1.484
最高文化程度	本科	−0.107	0.899	0.218	0.758	1.065
	大专	−0.027	0.973	0.817	0.772	1.226
	高中/中专及以下	−0.160	0.852	0.310	0.626	1.160
工龄		0.026	1.026	0.002	1.010	1.043
机构级别	省级	0.177	1.193	0.163	0.931	1.530
	地（市）级	0.325	1.383	0.002	1.128	1.697
	区（县）级	0.445	1.561	<0.001	1.267	1.923
地区分布	中部	−0.110	0.896	0.079	0.793	1.013
	西部	0.093	1.097	0.272	0.930	1.295
常数项		0.056	1.057	0.862	0.565	1.977

第 — 5 — 章

工作选择偏好分析

5.1　研究方法

离散选择实验（discrete choice experiment，DCE）是一种定量测量受访者选择偏好的研究方法，该方法认为商品或者服务可以由具体的特征及不同水平进行描述，不同的特征水平会为决策者带来不同的效用，决策者会根据效用最大化原则，从不同的备选方案中选择具有最大效用的方案。离散选择实验通常使用结构化问卷对受访者进行调查，通过数据分析研究受访者对于某类商品或某项服务的偏好。

离散选择实验基于随机效用理论，假设受访者 n 面对 I 个备选项时，每个备选方案分别对应一定的效用 U。效用 U 由固定效用 V 和随机效用 ε 两部分构成。固定效用 V 能够被属性所解释，如收入、福利等，每个属性都有其对应的权重（β_1，β_2，β_3，$\cdots$，β_m），而随机效用 ε 代表未被观测的效用及误差。因此受访者 i 从选择集中选择工作 j 的效用为

$$U_{ij} = V_{ij} + \varepsilon_{ij} = \beta_0 + \beta_1 X_{ij} + \beta_2 X_{ij} + \cdots + \beta_n X_{ij} + \varepsilon_{ij}$$

因此，个体 n 在工作机会 i 和工作机会 j 中选择工作 i 的概率为

$$\mathrm{Pr}_{ni} = \mathrm{Pr}(U_{ni} > U_{nj}) = \mathrm{Pr}(V_{ni} + \varepsilon_{ni} > V_{nj} + \varepsilon_{nj}) = \mathrm{Pr}(V_{ni} - V_{nj} > \varepsilon_{nj} - \varepsilon_{ni})$$

即 $\mathrm{Pr}_{ni} = \mathrm{Pr}[c \geq \varepsilon_n] = \int_{-\infty}^{c} f(\varepsilon_n) \mathrm{d}\varepsilon_n = F(c)$

其中，$c = V_{ni} - V_{nj}$，$\varepsilon_n = \varepsilon_{nj} - \varepsilon_{ni}$，$F(c)$ 是 ε_n 的分布函数。通过对随机效用项 ε_n 设定不同的分布假设，我们可以利用不同的离散选择模型。若假定随机效用项 ε_n 独立同分布且服从 I 型极值分布（extreme value distribution，又称 gumbel distribution），如 $\varepsilon_{ni} \sim \mathrm{EV}(0, 1)$，则残差项 ε_n 服从标准 Logistic 分布，即 $\varepsilon_n \sim \mathrm{Logistic}(0, \frac{\pi^2}{3})$，此时得到 Logit 模型。在本研究中，主要使用条件 Logit 模型和混合 Logit 模型。

5.1.1　条件 Logit 分析

条件 Logit 模型是分析选择偏好时最基本的模型，它可以解决解释变量中存在选择的问题。

模型假设：条件Logit模型假设随机效用ε服从独立且同分布的Ⅰ型极值分布，并假设各备选方案之间相互独立且所有选择数据都来自同一个受访者。但是这在实际研究中很可能不成立，如果仍坚持采用条件 Logit 模型进行分析，则可能导致参数估计产生不一致。

条件 Logit 模型可以获得回归系数，反映各属性及其相应水平对随访偏好的影响程度。首先，β 的大小是该属性或水平对被调查者随访偏好程度的反映，β 越大偏好程度就越高；其次，β 具有统计学意义时（一般而言设定为双侧 $P<0.05$），表明该属性或水平对被调查者的随访偏好有显著影响；最后，β 的符号是属性水平对被调查者随访偏好影响方向的反映。当 β 为负时，表明该属性或水平对随访偏好有反向的影响（如花费越高，被调查者越不偏好该随访方案）；反之，则对随访偏好有正向影响（如花费越低，被调查者越偏好该随访方案）。

5.1.2 混合 Logit 分析

模型假设：混合Logit分析假设随机效用ε服从独立且同分布的Ⅰ型极值分布，放宽了各备选方案之间相互独立的假设，并允许个体间的偏好存在异质性。可以分析解释变量中随个体改变的部分（如性别、年龄等），也可以同时解释变量中随模拟方案改变的部分（与条件 Logit 模型相同）。

混合 Logit 模型主要产生回归系数和标准差两个参数。回归系数的解释与条件 Logit 分析得到的回归系数解释一致，标准差则代表了被调查者对同一随访属性偏好的异质性。

5.1.3 支付意愿

支付意愿（willingness to pay，WTP）是指个体为了某种好处（如获得某物品或服务、某物品或服务改善、某项目实施或改善等）所愿意放弃的最大货币数量。效用理论认为，消费者为购买某项服务或物品愿意付出的货币价格取决于从这种物品或服务中所获得的效用。各属性的回归系数的比值表示其边际替代率，因此，通过各属性水平的回归系数与收入水平的回归系数比，可以得到调研对象对各属性的货币价值的评价。正值表示疾病预防控制中心工作人员为了得到该属性而愿意支出的费用，负值表示为了使疾病预防控制中心工作人员能够接受该属性而需要补偿的费用。计算公式为

$$\text{WTP} = \frac{\beta_{\text{属性水平}}}{\beta_{\text{收入水平}}}$$

5.1.4 相对重要性分析

根据属性水平的显著性，影响方向、程度大小，可以分析出影响疾病预防控制中心工作人员工作积极性的核心属性。属性 q 的相对重要性计算公式为

$$\text{属性 } q \text{ 的相对重要性} = \frac{\beta_{q\max}}{\sum_{1}^{m} \beta_{m\max}}$$

其中，属性 q 的相对重要性为 q 属性对应回归系数最大值占所有属性回归系数最大值之和的比。相对重要性的含义为在受访者的决策中，该属性在所有纳入属性的重要程度，所占百分比越高，说明该属性所获得的关注度越高。

5.1.5 政策模拟

通过离散选择实验，可对工作方案的选择情况进行模拟。观察随某个属性改变时，疾病预防控制中心工作人员选择方案概率的变化情况，即建立模型进行政策模拟分析，从而直观地衡量政策变化所带来的效果。基于 Logit 回归模型估计的选择方案 i 而不是方案 j 的概率为

$$P_i = \frac{\mathrm{e}\beta_{i\cdot i}}{\sum \mathrm{e}^{i\cdot j}}$$

5.2 属性水平

根据前期文献研究和专家咨询结果，本课题决定将以下 7 个属性纳入研究，其含义及水平设置见表 5-1。

表 5-1 属性水平及含义

属性	水平	含义
收入	提高 30% 提高 15% 不变化	收入是指包含工资、奖金、津贴等所有货币形式的收入。不变化是指与当前的收入水平一样，没有变化，提高 30%或提高 15%是指在当前的收入水平上提高 30%或 15%的收入

属性	水平	含义
福利水平	很高	福利水平是指员工的住房及交通补贴、子女教育补助、五险一金、退休保障等，与收入的主要区别在于福利是非货币形式的
	一般	
	很低	
编制	编制内	编制包括事业编制和行政编制
	编制外	
工作量	少	工作量是对员工的工作任务量、工作时长、工作难度等的整体描述
	一般	
	多	
群众的认可与尊重	较好	群众的认可与尊重具体表现为疾病预防控制中心人员的声望、名声、威信等
	一般	
	较差	
个人职业发展机会	很多	指工作人员职称以及职务晋升机会的多少，包括技术晋升和行政晋升等各种类型的晋升，是一个综合概念
	一般	
	很少	
培训机会	丰富	培训可以提高从业人员的能力，从而激励想要提高自我和实现自我的人。培训机会包括培训的频率、质量、种类等，也是一个综合的概念
	一般	
	局限	

5.3　总体调查样本工作偏好分析

本部分纳入分析的样本来自通过一致性检验的全部疾病预防控制中心工作人员，共 8 772 人。

5.3.1　条件 Logit 模型

总体来说，研究纳入的 7 个属性对疾病预防控制中心工作人员均具有显著的激励作用（$P<0.05$）。在收入属性方面，增加收入可以增加疾病预防控制中心工作人员选择工作的意愿（$\beta=0.044$），每增加 1% 的收入，疾病预防控制中心工作人员选择工作的意愿变为之前的 1.045 倍。在福利水平属性方面，以福利水平很低为基准，福利水平很高（$\beta=0.928$）和福利水平一般（$\beta=0.487$）均可以增加疾病预防控制中心工作人员选择工作的意愿，当福利水平变为很高时，疾病预防控制中心工作人员选择工作的意愿变为之前的 2.529 倍，福利水平变为一般时，疾病

预防控制中心工作人员选择工作的意愿变为之前的 1.627 倍。在编制属性方面，以没有编制为基准，有编制（β=1.114）可以增加疾病预防控制中心工作人员选择工作的意愿，当有编制时，疾病预防控制中心工作人员选择工作的意愿是没有编制的 3.047 倍。在工作量属性方面，以工作量多为基准，工作量少（β=0.201）和工作量一般（β=0.187）均可以提高疾病预防控制中心工作人员选择工作的意愿，当工作量变少时，疾病预防控制中心工作人员选择工作的意愿变为之前的 1.223 倍，当工作量变为一般时，疾病预防控制中心工作人员选择工作的意愿变为之前的 1.206 倍。在公众的认可与尊重属性方面，以公众认可与尊重较差为基准，公众认可与尊重较好（β=0.458）和公众认可与尊重一般（β=0.162）均能增加疾病预防控制中心工作人员选择工作的意愿，当公众认可与尊重变为较好时，疾病预防控制中心工作人员选择工作的意愿变为之前的 1.581 倍，当公众认可与尊重变为一般时，疾病预防控制中心工作人员选择工作的意愿变为之前的 1.176 倍。在个人职业发展机会属性方面，以个人职业发展机会很少为基准，机会很多（β=0.294）和机会一般（β=0.094）均可以增加疾病预防控制中心工作人员选择工作的意愿，当个人职业发展机会变为很多时，疾病预防控制中心工作人员选择工作的意愿变为之前的 1.342 倍，当个人职业发展机会变为一般时，疾病预防控制中心工作人员选择工作的意愿变为之前的 1.099 倍。在培训机会属性方面，以培训机会局限为基准，培训机会丰富（β=0.218）可以增加疾病预防控制中心工作人员选择工作的意愿，当培训机会变为丰富时，疾病预防控制中心工作人员选择工作的意愿变为之前的 1.244 倍。

ASC 为退出选项，其系数为−1.185，说明疾病预防控制中心工作人员更倾向于维持现有的工作状态，详见表 5-2。

表 5-2　总样本条件 Logit 模型分析结果

属性（水平）		系数	OR	标准误	P	95%置信区间
ASC（opt-out）		−1.185	0.306	0.025	<0.001	−1.235～−1.136
收入/%		0.044	1.045	0.001	<0.001	0.043～0.046
福利水平（参照：很低）	很高	0.928	2.529	0.022	<0.001	0.886～0.971
	一般	0.487	1.627	0.021	<0.001	0.446～0.528
编制（参照：无）	有编制	1.114	3.047	0.020	<0.001	1.074～1.153

属性（水平）		系数	OR	标准误	P	95%置信区间
工作量（参照：多）	少	0.201	1.223	0.020	<0.001	0.162~0.241
	一般	0.187	1.206	0.022	<0.001	0.144~0.229
公众认可与尊重（参照：较差）	较好	0.458	1.581	0.020	<0.001	0.162~0.241
	一般	0.162	1.176	0.019	<0.001	0.123~0.200
个人职业发展机会（参照：很少）	很多	0.294	1.342	0.020	<0.001	0.256~0.331
	一般	0.094	1.099	0.021	<0.001	0.052~0.136
培训机会（参照：局限）	丰富	0.218	1.244	0.020	<0.001	0.179~0.258
	一般	0.033	1.034	0.021	0.112	−0.008~0.075
对数似然值		−47 973.5				
AIC		95 973.0				
BIC		96 102.6				

5.3.2 混合 Logit 模型

就总体水平而言，研究纳入的 7 个属性对疾病预防控制中心工作人员均具有显著的激励作用（$P<0.05$）。在收入属性方面，增加收入可以增加疾病预防控制中心工作人员选择工作的意愿（$\beta=0.078$）。在福利水平属性方面，以福利水平很低为基准，福利水平很高（$\beta=1.489$）和福利水平一般（$\beta=0.686$）均可以增加疾病预防控制中心工作人员选择工作的意愿。在编制属性方面，以没有编制为基准，有编制（$\beta=2.152$）可以增加疾病预防控制中心工作人员选择工作的意愿。在工作量属性方面，以工作量多为基准，工作量少（$\beta=0.370$）和工作量一般（$\beta=0.202$）均可以提高疾病预防控制中心工作人员选择工作的意愿。在公众认可与尊重属性方面，以公众认可与尊重较差为基准，公众认可与尊重较好（$\beta=0.668$）和公众认可与尊重一般（$\beta=0.412$）均能增加疾病预防控制中心工作人员选择工作的意愿。在个人职业发展机会属性方面，以个人职业发展机会很少为基准，机会很多（$\beta=0.526$）和机会一般（$\beta=0.164$）均可以增加疾病预防控制中心工作人员选择工作的意愿。在培训机会属性方面，以培训机会局限为基准，培训机会丰富（$\beta=0.421$）可以增加疾病预防控制中心工作人员选择工作的意愿。

根据标准差（SD）显示，疾病预防控制中心工作人员在退出选项（ASC）、收入提高、福利水平很高、有编制、工作量少、公众认可与尊重较好、培训机会一般等水平的选择上具有异质性，详见表 5-3。

表 5-3　总样本混合 Logit 模型分析结果

属性（水平）		系数	系数标准误	SD	SD 标准误
ASC（opt-out）		−1.759***	0.066	4.668***	0.083
收入/%		0.078***	0.001	0.048***	0.002
福利水平 （参照：很低）	很高	1.489***	0.033	0.494***	0.063
	一般	0.686***	0.028	0.027	0.067
编制（参照：无）	有编制	2.152***	0.043	1.632***	0.043
工作量（参照：多）	少	0.370***	0.032	0.426***	0.097
	一般	0.202***	0.029	0.011	0.071
公众认可与尊重 （参照：较差）	较好	0.668***	0.032	0.380***	0.103
	一般	0.412***	0.029	0.052	0.224
个人职业发展机会 （参照：很少）	很多	0.526***	0.027	0.012	0.236
	一般	0.164***	0.029	0.023	0.089
培训机会 （参照：局限）	丰富	0.421***	0.027	0.074	0.122
	一般	−0.031	0.029	0.614***	0.081
对数似然值		−33 615.4			
AIC		67 282.8			
BIC		67 542.1			

注：*$P<0.05$；**$P<0.01$；***$P<0.001$。

5.3.3　支付意愿

　　纳入分析的疾病预防控制中心工作人员月平均工资约为 6 217.03 元，根据平均工资及条件 Logit 模型回归结果计算支付意愿（WTP）。以福利水平很低为基准，疾病预防控制中心工作人员每月愿意牺牲 1 304.68 元的收入来换取福利水平很高的工作条件，每月愿意牺牲 684.63 元的收入来换取福利水平一般的工作条件。以没有编制为基准，疾病预防控制中心工作人员每月愿意牺牲 1 565.75 元的收入来换取有编制的工作条件。以工作量多为基准，疾病预防控制中心工作人员每月愿意牺牲 283.22 元的收入来换取工作量少的工作条件，每月愿意牺牲 262.71 元的收入来换取工作量一般的工作条件。以公众认可与尊重较差为基准，疾病预防控制中心工作人员每月愿意牺牲 643.18 元的收入来换取公众认可与尊重较好的工作条

件，每月愿意牺牲 227.54 元的收入来换取公众认可与尊重一般的工作条件。以个
人职业发展机会很少为基准，疾病预防控制中心工作人员每月愿意牺牲 412.56 元
的收入来换取个人职业发展机会很多的工作条件，每月愿意牺牲 132.32 元的收入
来换取个人职业发展机会一般的工作条件。以培训机会局限为基准，疾病预防控
制中心工作人员每月愿意牺牲 306.86 元的收入来换取培训机会丰富的工作条件，
详见表 5-4。

表 5-4　总样本支付意愿分析结果

属性（水平）		支付意愿/元	95%置信区间	
福利水平	很高	1 304.68***	1 238.29	1 371.08
（参照：很低）	一般	684.63***	625.73	743.53
编制（参照：无）	有编制	1 565.75***	1 498.87	1 632.63
工作量（参照：多）	少	283.22***	227.78	338.65
	一般	262.71***	201.60	323.83
公众认可与尊重	较好	643.18***	583.39	702.98
（参照：较差）	一般	227.54***	172.70	282.37
个人职业发展机会	很多	412.56***	358.41	466.72
（参照：很少）	一般	132.32***	72.63	192.00
培训机会	丰富	306.86***	252.00	361.72
（参照：局限）	一般	47.07	−10.93	105.08

注：*$P<0.05$；**$P<0.01$；***$P<0.001$。

5.3.4　相对重要性

　　基于条件 Logit 模型结果计算各个属性的相对重要性。收入为激发疾病预防
控制中心工作人员工作积极性最重要的因素，它的相对重要性为29.23%。其次是
编制，其相对重要性为24.54%。福利水平的相对重要性为20.45%，排名第3。公
众认可与尊重的相对重要性为10.08%，排名第4。个人职业发展机会的相对重要
性为6.47%，排名第5。培训机会的相对重要性为4.81%，排名第6。最后是工作
量，其相对重要性为4.44%，详见表5-5。

表 5-5　总样本相对重要性分析结果

属性（水平）	相对重要性	排序	95%置信区间	
收入	29.23%	1	28.40%	30.10%
编制	24.54%	2	23.80%	25.30%
福利水平	20.45%	3	19.70%	21.20%
公众认可与尊重	10.08%	4	9.30%	10.90%
个人职业发展机会	6.47%	5	5.70%	7.30%
培训机会	4.81%	6	4.00%	5.60%
工作量	4.44%	7	3.60%	5.30%

5.3.5　政策模拟

编制为激励疾病预防控制中心工作人员工作的一个重要属性，它在相对重要性中排序为第 2。但是，编制又是较为稀缺的资源，如何使疾病预防控制中心工作人员在无编制的情况下仍能保证较高的工作积极性及提高选择工作的概率将成为政策模拟的重点。在有/无编制均在基线水平时（收入水平无变化，福利水平、工作量、公众认可与尊重、个人职业发展机会、培训机会均处于中等水平），疾病预防控制中心工作人员选择有编制工作的概率为 75%，而选择无编制工作的概率为 25%。

从改善经济因素（月收入）的角度来看，当无编制工作的月收入提高 15%时，疾病预防控制中心工作人员选择无编制工作的概率提升到 39%；当无编制工作的月收入提高 30%时，疾病预防控制中心工作人员选择无编制工作的概率达到 55%，超过了选择有编制工作的概率。

从改善非经济因素（除月收入外的其他影响因素）的角度来看，当无编制工作同时具备福利水平很高、工作量少、公众认可与尊重较好、个人职业发展机会很多和培训机会丰富的各项条件时，疾病预防控制中心工作人员选择无编制工作的概率为 51%，比选择有编制工作的概率高出 2 个百分点；而单独改善其中一个非经济因素，均无法使疾病预防控制中心工作人员选择无编制工作的概率超过选择有编制工作的概率，改善效果也比较不明显。

从同时改善经济因素和非经济因素的角度来看，在无编制工作同时具备福利水平很高、工作量少、公众认可与尊重较好、个人职业发展机会很多和培训机会丰富的各项条件的情景下，当月收入提高 15% 时，疾病预防控制中心工作人员选择无编制工作的概率为 66%，而选择有编制工作的概率为 34%；当月收入提高 30% 时，疾病预防控制中心工作人员选择无编制工作的概率为 79%，而选择有编制工作的概率仅为 21%，详见图 5-1。

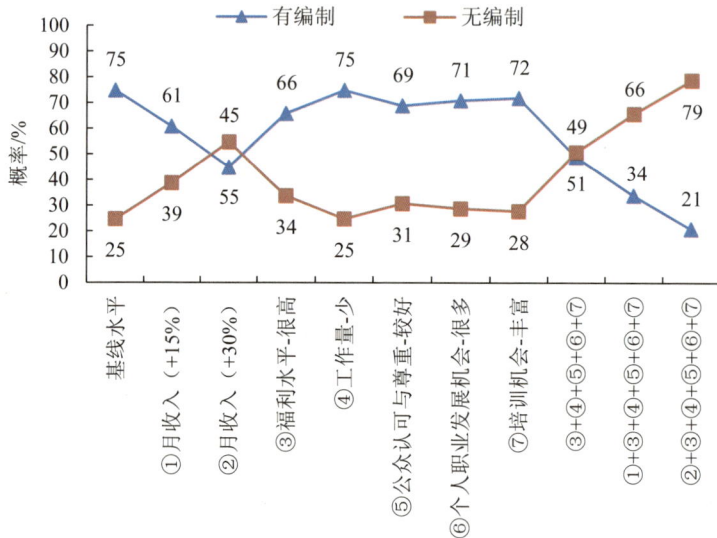

图 5-1　总样本政策模拟结果

5.4　中国疾病预防控制中心样本工作偏好分析

本部分纳入分析的样本来自中国疾病预防控制中心，共 778 人。

5.4.1　样本特征描述

5.4.1.1　调查对象基本信息

表 5-6 为中国疾病预防控制中心调查对象基本信息情况。共有 778 人来自中国疾病预防控制中心的样本被纳入本部分分析，其中，男性 240 人（30.85%），女性 538 人（69.15%）；年龄分布较为均匀，29 岁及以下、30～39 岁、40～49 岁和 50 岁及以上人员占比分别为 15.04%、36.25%、31.49% 和 17.22%；已婚人员占比最高，达到 77.38%；调查对象合同类型以事业编制为主（87.92%）；行政职务级别以无

行政级别为主（86.12%）；高级、中级、初级、无职称的人员占比分别为 49.61%、
24.55%、15.30%、10.54%。

表 5-6　中国疾病预防控制中心调查对象基本信息情况

项目		人数/人	占比/%
性别	男性	240	30.85
	女性	538	69.15
年龄	29 岁及以下	117	15.04
	30～39 岁	282	36.25
	40～49 岁	245	31.49
	50 岁及以上	134	17.22
婚姻状况	未婚	158	20.31
	已婚	602	77.38
	离异	17	2.19
	丧偶	1	0.13
合同类型	事业编制	684	87.92
	非事业编制	94	12.08
行政职务级别	处级/副处级及以上	27	3.47
	科级/副科级	80	10.28
	股级	1	0.13
	无行政级别	670	86.12
职称	高级	386	49.61
	中级	191	24.55
	初级	119	15.30
	无职称	82	10.54

5.4.1.2　调查对象教育情况

表 5-7 为中国疾病预防控制中心调查对象教育情况。调查对象目前最高文化
程度主要集中在硕士及以上（73.14%）；最高学历所学专业大类排前 5 位的分别为
公共卫生与预防医学类、其他、管理学类、基础医学类和临床医学类，分别占比
43.57%、22.62%、14.65%、11.44% 和 3.73%。在最高学历所学专业大类选择"其

他"的人员中，主要包括经济学类、法学类、工学类、化学类、计算机类等专业；近半数的（44.09%）调查对象接受过 5 年及以上的公共卫生类教育，58.35%的调查对象表示接受过学校正规公共卫生教育，其中，接受公共卫生教育的最高文化程度为硕士研究生的最多（51.76%），其次为博士研究生（26.43%）。

表 5-7　中国疾病预防控制中心调查对象教育情况

项目		人数/人	占比/%
最高文化程度	硕士及以上	569	73.14
	本科	182	23.39
	大专	26	3.34
	高中/中专及以下	1	0.13
最高学历专业	基础医学类	89	11.44
	临床医学类	29	3.73
	公共卫生与预防医学类	339	43.57
	中医学类	3	0.39
	中西医结合类	0	——
	中药学类	5	0.64
	药学类	7	0.97
	医学技术类	12	1.54
	护理学类	4	0.51
	管理学类	114	14.65
	其他	176	22.62
接受公共卫生类教育年限	不足 1 年	267	34.32
	1～2 年	67	8.61
	3～4 年	101	12.98
	5 年及以上	343	44.09
是否接受过正规公共卫生教育	是	454	58.35
	否	324	41.65
接受公共卫生教育的最高文化程度	博士研究生	120	26.43
	硕士研究生	235	51.76
	本科	72	15.86
	大专	14	3.08
	中专或其他	13	2.86

5.4.1.3　调查对象工作情况

表 5-8 为中国疾病预防控制中心调查对象工作情况。工作年限为 4 年及以下、5～14 年、15～24 年、25 年及以上的调查对象占比分别为 15.68%、40.62%、23.78%、19.92%；在中国疾病预防控制中心工作年限为 4 年及以下、5～9 年、10～19 年、20 年及以上的调查对象占比分别为 22.88%、19.54%、37.53%、20.05%；从调查对象在工作中承担的主要职责来看，占比从高到低依次为五大卫生、综合行政办公、传染病预防控制、非传染性疾病预防控制、地方病与寄生虫病预防控制、卫生检验、其他、业务管理与质量控制、后勤保障、信息与网络管理、健康教育与健康促进、突发公共卫生事件应急管理和免疫规划，占比分别为 23.52%、19.28%、11.18%、7.97%、7.97%、6.94%、6.81%、5.01%、3.98%、2.31%、2.06%、1.67% 和 1.29%；从岗位类型来看，调查对象以卫生专技岗（74.68%）为主，其后依次为管理岗（16.84%）、其他（4.37%）及工勤技能岗（4.11%）。

表 5-8　中国疾病预防控制中心调查对象工作情况

项目		人数/人	占比/%
工龄	4 年及以下	122	15.68
	5～14 年	316	40.62
	15～24 年	185	23.78
	25 年及以上	155	19.92
在本疾病预防控制中心工作年限	4 年及以下	178	22.88
	5～9 年	152	19.54
	10～19 年	292	37.53
	20 年及以上	156	20.05
主要职责	综合行政办公	150	19.28
	业务管理与质量控制	39	5.01
	传染病预防控制	87	11.18
	非传染性疾病预防控制	62	7.97
	地方病与寄生虫病预防控制	62	7.97
	健康教育与健康促进	16	2.06
	五大卫生	183	23.52
	免疫规划	10	1.29

项目		人数/人	占比/%
主要职责	卫生检验	54	6.94
	信息与网络管理	18	2.31
	突发公共卫生事件应急管理	13	1.67
	后勤保障	31	3.98
	其他	53	6.81
岗位类型	卫生专技岗	581	74.68
	工勤技能岗	32	4.11
	管理岗	131	16.84
	其他	34	4.37

5.4.2 条件 Logit 模型

总体来说，研究纳入的 7 个属性对中国疾病预防控制中心工作人员均具有显著的激励作用（$P<0.05$）。在收入属性方面，增加收入可以增加中国疾病预防控制中心工作人员选择工作的意愿（$\beta=0.055$），每增加 1%的收入，中国疾病预防控制中心工作人员选择工作的意愿变为之前的 1.057 倍。在福利水平属性方面，以福利水平很低为基准，福利水平很高（$\beta=0.966$）和福利水平一般（$\beta=0.480$）均可以增加中国疾病预防控制中心工作人员选择工作的意愿，当福利水平变为很高时，中国疾病预防控制中心工作人员选择工作的意愿变为之前的 2.628 倍，福利水平变为一般时，中国疾病预防控制中心工作人员选择工作的意愿变为之前的 1.616 倍。在编制属性方面，以没有编制为基准，有编制（$\beta=1.186$）可以增加中国疾病预防控制中心工作人员选择工作的意愿，当有编制时，中国疾病预防控制中心工作人员选择工作的意愿是没有编制的 3.273 倍。在工作量属性方面，以工作量多为基准，工作量少（$\beta=0.231$）可以提高中国疾病预防控制中心工作人员选择工作的意愿，当工作量变少时，中国疾病预防控制中心工作人员选择工作的意愿变为之前的 1.260 倍。在公众认可与尊重属性方面，以公众认可与尊重较差为基准，公众认可与尊重较好（$\beta=0.466$）和公众认可与尊重一般（$\beta=0.236$）均能增加中国疾病预防控制中心工作人员选择工作的意愿，当公众认可与尊重变为较好时，中国疾病预防控制中心工作人员选择工作的意愿变为之前的 1.593 倍，当公众认可与尊重变为一般时，中国疾病预防控制中心工作人员选择工作的意愿变为之前的 1.267 倍。在个人职业发展机

会属性方面，以个人职业发展机会很少为基准，机会很多（β=0.420）可以增加中国疾病预防控制中心工作人员选择工作的意愿，当个人职业发展机会变为很多时，中国疾病预防控制中心工作人员选择工作的意愿变为之前的 1.521 倍。在培训机会属性方面，以培训机会局限为基准，培训机会丰富（β=0.282）可以增加中国疾病预防控制中心工作人员选择工作的意愿，当培训机会变为丰富时，中国疾病预防控制中心工作人员选择工作的意愿变为之前的 1.325 倍。

ASC 为退出选项，其系数为−1.339，说明中国疾病预防控制中心工作人员更倾向于维持现有的工作状态（表 5-9）。

表 5-9　中国疾病预防控制中心条件 Logit 模型分析结果

属性（水平）		系数	OR	标准误	P	95%置信区间
ASC（opt-out）		−1.339	0.262	0.087	<0.001	−1.509～−1.168
收入/%		0.055	1.057	0.003	<0.001	0.050～0.060
福利水平（参照：很低）	很高	0.966	2.628	0.067	<0.001	0.835～1.098
	一般	0.480	1.616	0.069	<0.001	0.345～0.615
编制（参照：无）	有编制	1.186	3.273	0.066	<0.001	1.056～1.315
工作量（参照：多）	少	0.231	1.260	0.067	0.001	0.010～0.363
	一般	0.107	1.113	0.068	0.115	−0.026～0.241
公众认可与尊重（参照：较差）	较好	0.466	1.593	0.064	<0.001	0.340～0.591
	一般	0.236	1.267	0.061	<0.001	0.116～0.356
个人职业发展机会（参照：很少）	很多	0.420	1.521	0.060	<0.001	0.302～0.537
	一般	0.114	1.121	0.069	0.100	−0.022～0.250
培训机会（参照：局限）	丰富	0.282	1.325	0.062	<0.001	0.160～0.403
	一般	0.118	1.126	0.069	0.085	−0.016～0.253
对数似然值		−4 230.804				
AIC		8 487.607				
BIC		8 585.719				

5.4.3　混合 Logit 模型

就平均水平而言，研究纳入的 7 个属性对中国疾病预防控制中心工作人员均具有显著的激励作用（P<0.05）。在收入属性方面，增加收入可以增加中国疾病预防控制中心工作人员选择工作的意愿（β=0.102）。在福利水平属性方面，以福利水平

很低为基准，福利水平很高（β=1.708）和福利水平一般（β=0.723）均可以增加中国疾病预防控制中心工作人员选择工作的意愿。在编制属性方面，以没有编制为基准，有编制（β=2.644）可以增加中国疾病预防控制中心工作人员选择工作的意愿。在工作量属性方面，以工作量多为基准，工作量少（β=0.623）和工作量一般（β=0.407）均可以提高中国疾病预防控制中心工作人员选择工作的意愿。在公众认可与尊重属性方面，以公众认可与尊重较差为基准，公众认可与尊重较好（β=0.841）和公众认可与尊重一般（β=0.559）均能增加中国疾病预防控制中心工作人员选择工作的意愿。在个人职业发展机会属性方面，以个人职业发展机会很少为基准，机会很多（β=0.877）和机会一般（β=0.329）均可以增加中国疾病预防控制中心工作人员选择工作的意愿。在培训机会属性方面，以培训机会局限为基准，培训机会丰富（β=0.524）可以增加中国疾病预防控制中心工作人员选择工作的意愿。

根据标准差（SD）显示，中国疾病预防控制中心工作人员在退出选项（ASC）、收入提高、福利水平很高、有编制、工作量少、公众认可与尊重较好、个人职业发展机会很多等水平的选择上具有异质性，详见表 5-10。

表 5-10　中国疾病预防控制中心混合 Logit 模型分析结果

属性（水平）		系数	系数标准误	SD	SD 标准误
ASC（opt-out）		−2.068***	0.207	3.683***	0.222
收入/%		0.102***	0.006	0.062***	0.007
福利水平（参照：很低）	很高	1.708***	0.128	0.717***	0.195
	一般	0.723***	0.100	−0.261	0.405
编制（参照：无）	有编制	2.644***	0.176	1.882***	0.167
工作量（参照：多）	少	0.623***	0.115	0.751***	0.218
	一般	0.407***	0.102	0.046	0.219
公众认可与尊重（参照：较差）	较好	0.841***	0.121	0.960***	0.193
	一般	0.559***	0.105	0.033	0.222
个人职业发展机会（参照：很少）	很多	0.877***	0.105	0.687***	0.204
	一般	0.329***	0.100	−0.070	0.343
培训机会（参照：局限）	丰富	0.524***	0.098	0.007	0.308
	一般	0.119	0.101	0.154	0.317
对数似然值		−4 230.803			
AIC		6 460.565			
BIC		6 656.789			

注：*P<0.05；**P<0.01；***P<0.001。

5.4.4 支付意愿

纳入分析的中国疾病预防控制中心工作人员月平均工资约为 8 211.03 元，根据平均工资及条件 Logit 模型回归结果计算支付意愿（WTP）。以福利水平很低为基准，中国疾病预防控制中心工作人员每月愿意牺牲 1 511.10 元的收入来换取福利水平很高的工作条件，每月愿意牺牲 798.94 元的收入来换取福利水平一般的工作条件。以没有编制为基准，中国疾病预防控制中心工作人员每月愿意牺牲 1 859.42 元的收入来换取有编制的工作条件。以工作量多为基准，中国疾病预防控制中心工作人员每月愿意牺牲 342.15 元的收入来换取工作量少的工作条件。以公众认可与尊重较差为基准，中国疾病预防控制中心工作人员每月愿意牺牲 807.23 元的收入来换取公众认可与尊重较好的工作条件，每月愿意牺牲 354.09 元的收入来换取公众认可与尊重一般的工作条件。以个人职业发展机会很少为基准，中国疾病预防控制中心工作人员每月愿意牺牲 622.17 元的收入来换取个人职业发展机会很多的工作条件。以培训机会局限为基准，中国疾病预防控制中心工作人员每月愿意牺牲 398.75 元的收入来换取培训机会丰富的工作条件，详见表 5-11。

表 5-11 中国疾病预防控制中心条件支付意愿分析结果

属性（水平）		支付意愿/元	95%置信区间	
福利水平（参照：很低）	很高	1 511.10***	1 300.20	1 722.00
	一般	798.94***	558.41	1 039.48
编制（参照：无）	有编制	1 859.42***	1 601.26	2 117.58
工作量（参照：多）	少	342.15***	137.22	547.07
	一般	158.55	−42.35	359.44
公众认可与尊重（参照：较差）	较好	807.23***	581.06	1 033.40
	一般	354.09***	161.15	547.04
个人职业发展机会（参照：很少）	很多	622.17***	408.27	836.08
	一般	133.90	−99.80	367.61
培训机会（参照：局限）	丰富	398.75***	248.04	549.45
	一般	98.83	−121.77	319.42

注：*$P<0.05$；**$P<0.01$；***$P<0.001$。

5.4.5 相对重要性

基于条件 Logit 模型结果计算各个属性的相对重要性。收入为激发中国疾病预防控制中心工作人员工作积极性最重要的属性，它的相对重要性为 31.76%。排在第 2 位、第 3 位的属性依次为编制和福利水平，相对重要性依次为 22.79% 和18.58%。公众认可与尊重、个人职业发展机会、培训机会和工作量依次排在第 4 位至第 7 位，相对重要性依次为 8.95%、8.06%、5.41% 和 4.44%，详见表 5-12。

表 5-12　中国疾病预防控制中心相对重要性分析结果

属性（水平）	相对重要性/%	排序	95%置信区间/%	
收入	31.76	1	29.38	34.14
编制	22.79	2	20.69	24.89
福利水平	18.58	3	16.51	20.64
公众认可与尊重	8.95	4	6.65	11.25
个人职业发展机会	8.06	5	5.87	10.26
培训机会	5.41	6	3.23	7.60
工作量	4.44	7	2.05	6.83

5.4.6 政策模拟

编制为激励中国疾病预防控制中心工作人员工作的一个重要属性，它在相对重要性中排序为第 2。但编制又是较为稀缺的资源，如何使中国疾病预防控制中心工作人员在无编制的情况下仍能保证较高的工作积极性，以及提高选择工作的概率将成为政策模拟的重点。在有/无编制均在基线水平时（收入水平无变化，福利水平、工作量、公众认可与尊重、个人职业发展机会、培训机会均处于中等水平），中国疾病预防控制中心工作人员选择有编制工作的概率为 77%，而选择无编制工作的概率为 23%。

从改善经济因素（月收入）的角度来看，当无编制工作的月收入提高 15% 时，中国疾病预防控制中心工作人员选择无编制工作的概率提升到了 41%；当无编制工作的月收入提高 30% 时，中国疾病预防控制中心工作人员选择无编制工作的概率达到了 61%，超过了选择有编制工作的概率。

　　从改善非经济因素（除月收入外的其他影响因素）的角度来看，当无编制工作同时具备福利水平很高、工作量少、公众认可与尊重较好、个人职业发展机会很多和培训机会丰富的各项条件时，中国疾病预防控制中心工作人员选择无编制工作的概率为 53%，比选择有编制工作的概率超出了 6 个百分点；而单独改善其中一个非经济因素，均无法使中国疾病预防控制中心工作人员选择无编制工作的概率超过选择有编制工作的概率。

　　从同时改善经济因素和非经济因素的角度来看，在无编制工作同时具备福利水平很高、工作量少、公众认可与尊重较好、个人职业发展机会很多和培训机会丰富的各项条件的情景下，当月收入提高 15%时，中国疾病预防控制中心工作人员选择无编制工作的概率为 72%，而选择有编制工作的概率为 28%；当月收入提高 30%时，中国疾病预防控制中心工作人员选择无编制工作的概率为 85%，而选择有编制工作的概率仅为 15%，详见图 5-2。

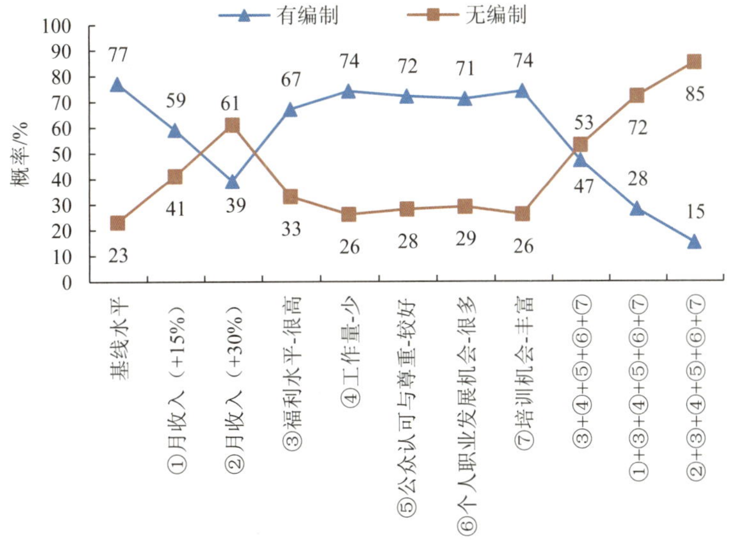

图 5-2　中国疾病预防控制中心政策模拟结果

5.5 省级疾病预防控制中心样本工作偏好分析

本部分纳入分析的样本来自江苏、山东、湖北、江西、贵州和四川等省份的省级疾病预防控制中心，共 673 人。

5.5.1 样本特征描述

5.5.1.1 调查对象基本信息

表 5-13 为 6 省省级疾病预防控制中心调查对象基本信息情况。共有 673 人来自省级疾病预防控制中心的样本纳入本部分分析，其中，男性 235 人（34.92%），女性 438 人（65.08%）；年龄分布较为均匀，29 岁及以下、30～39 岁、40～49 岁和 50 岁及以上人员占比分别为 15.90%、40.27%、27.04%、16.79%；已婚人员占比最高，达到 79.05%；调查对象合同类型以事业编制为主（96.73%）；行政职务级别以无行政级别为主（78.60%）；高级、中级、初级、无职称的人员占比分别为 39.97%、33.28%、17.53%、9.21%；江苏、山东、湖北、江西、贵州和四川的人数占比分别为 5.94%、12.33%、11.89%、16.64%、30.76%和 22.44%；按地理位置与经济区域划分，调查对象在东部、中部、西部地区的占比分别为 18.28%、28.53%、53.19%。

表 5-13 省级疾病预防控制中心调查对象基本信息情况

项目		人数/人	占比/%
性别	男性	235	34.92
	女性	438	65.08
年龄	29 岁及以下	107	15.90
	30～39 岁	271	40.27
	40～49 岁	182	27.04
	50 岁及以上	113	16.79
婚姻状况	未婚	118	17.53
	已婚	532	79.05
	离异	21	3.12
	丧偶	2	0.30

项目		人数/人	占比/%
合同类型	事业编制	651	96.73
	非事业编制	22	3.27
行政职务级别	处级/副处级及以上	27	4.01
	科级/副科级	116	17.24
	股级	1	0.15
	无行政级别	529	78.60
职称	高级	269	39.97
	中级	224	33.28
	初级	118	17.53
	无职称	62	9.21
省份	江苏	40	5.94
	山东	83	12.33
	湖北	80	11.89
	江西	112	16.64
	贵州	207	30.76
	四川	151	22.44
地区分布	东部	123	18.28
	中部	192	28.53
	西部	358	53.19

5.5.1.2　调查对象教育情况

表 5-14 为 6 省省级疾病预防控制中心调查对象教育情况。调查对象目前最高文化程度主要集中在硕士及以上，占比最多（62.26%）；最高学历所学专业大类排前 5 位的分别为公共卫生与预防医学类、其他、临床医学类、基础医学类和管理学类，分别占比 41.90%、21.25%、8.92%、6.98% 和 6.98%。在最高学历所学专业大类选择"其他"的人员中，主要包括经济学类、法学类、工学类、文学类、计算机类等专业；半数以上的（52.45%）调查对象接受过 5 年及以上的公共卫生类教育，62.11% 的调查对象表示接受过学校正规公共卫生教育，其中，接受过公共卫生教育的最高文化程度为硕士研究生的最多（56.70%），其次为本科（31.34%）。

表 5-14　省级疾病预防控制中心调查对象教育情况

项目		人数/人	占比/%
最高文化程度	硕士及以上	419	62.26
	本科	225	33.43
	大专	25	3.71
	高中/中专及以下	4	0.59
最高学历专业	基础医学类	47	6.98
	临床医学类	60	8.92
	公共卫生与预防医学类	282	41.90
	中医学类	6	0.89
	中西医结合类	3	0.45
	中药学类	3	0.45
	药学类	22	3.27
	医学技术类	42	6.24
	护理学类	18	2.67
	管理学类	47	6.98
	其他	143	21.25
接受公共卫生类教育年限	不足 1 年	174	25.85
	1～2 年	59	8.77
	3～4 年	87	12.93
	5 年及以上	353	52.45
是否接受过正规公共卫生教育	是	418	62.11
	否	255	37.89
接受公共卫生教育的最高文化程度	博士研究生	17	4.07
	硕士研究生	237	56.70
	本科	131	31.34
	大专	16	3.83
	中专或其他	17	4.07

5.5.1.3　调查对象工作情况

表 5-15 为 6 省省级疾病预防控制中心调查对象工作情况。工作年限为 4 年及以下、5～14 年、15～24 年、25 年及以上的调查对象占比分别为 19.02%、37.00%、22.44%、21.55%；在本疾病预防控制中心工作年限为 4 年及以下、5～9 年、10～

19 年、20 年及以上的调查对象占比分别为 26.15%、20.80%、30.46%、22.59%；从调查对象在工作中承担的主要职责来看，占比从高到低依次为卫生检验、五大卫生、传染病预防控制、综合行政办公、非传染性疾病预防控制、其他、健康教育与健康促进、地方病与寄生虫病预防控制、免疫规划、业务管理与质量控制、后勤保障、信息与网络管理、突发公共卫生事件应急管理，占比分别为 22.88%、15.60%、14.26%、10.70%、7.58%、5.65%、4.75%、4.46%、4.16%、3.71%、3.57%、1.34%、1.34%。从岗位类型来看，调查对象以卫生专技岗（85.14%）为主，其后依次为管理岗（7.58%）、其他（4.90%）及工勤技能岗（2.38%）。

表 5-15　省级疾病预防控制中心调查对象工作情况

项目		人数/人	占比/%
工龄	4 年及以下	128	19.02
	5～14 年	249	37.00
	15～24 年	151	22.44
	25 年及以上	145	21.55
在本疾病预防控制中心工作年限	4 年及以下	176	26.15
	5～9 年	140	20.80
	10～19 年	205	30.46
	20 年及以上	152	22.59
主要职责	综合行政办公	72	10.70
	业务管理与质量控制	25	3.71
	传染病预防控制	96	14.26
	非传染性疾病预防控制	51	7.58
	地方病与寄生虫病预防控制	30	4.46
	健康教育与健康促进	32	4.75
	五大卫生	105	15.60
	免疫规划	28	4.16
	卫生检验	154	22.88
	信息与网络管理	9	1.34
	突发公共卫生事件应急管理	9	1.34
	后勤保障	24	3.57
	其他	38	5.65

项目		人数/人	占比/%
岗位类型	卫生专技岗	573	85.14
	工勤技能岗	16	2.38
	管理岗	51	7.58
	其他	33	4.90

5.5.2 条件 Logit 模型

总体来说，研究纳入的 7 个属性，除了培训机会外，其余 6 个属性对省级疾病预防控制中心工作人员均具有显著的激励作用（$P<0.05$）。在收入属性方面，增加收入可以增加省级疾病预防控制中心工作人员选择工作的意愿（$\beta=0.050$），每增加 1%的收入，省级疾病预防控制中心工作人员选择工作的意愿变为之前的 1.051 倍。在福利水平属性方面，以福利水平很低为基准，福利水平很高（$\beta=0.886$）和福利水平一般（$\beta=0.481$）均可以增加省级疾病预防控制中心工作人员选择工作的意愿，当福利水平变为很高时，省级疾病预防控制中心工作人员选择工作的意愿变为之前的 2.426 倍，福利水平变为一般时，省级疾病预防控制中心工作人员选择工作的意愿变为之前的 1.618 倍。在编制属性方面，以没有编制为基准，有编制（$\beta=1.157$）可以增加省级疾病预防控制中心工作人员选择工作的意愿，当有编制时，省级疾病预防控制中心工作人员选择工作的意愿是没有编制的 3.182 倍。在工作量属性方面，以工作量多为基准，工作量少（$\beta=0.216$）可以提高省级疾病预防控制中心工作人员选择工作的意愿，当工作量变少时，省级疾病预防控制中心工作人员选择工作的意愿变为之前的 1.241 倍。在公众认可与尊重属性方面，以公众认可与尊重较差为基准，公众认可与尊重较好（$\beta=0.477$）和公众认可与尊重一般（$\beta=0.219$）均能增加省级疾病预防控制中心工作人员选择工作的意愿，当公众认可与尊重变为较好时，省级疾病预防控制中心工作人员选择工作的意愿变为之前的 1.611 倍，当公众认可与尊重变为一般时，省级疾病预防控制中心工作人员选择工作的意愿变为之前的 1.245 倍。在个人职业发展机会属性方面，以个人职业发展机会很少为基准，机会很多（$\beta=0.391$）可以增加省级疾病预防控制中心工作人员选择工作的意愿，当个人职业发展机会变为很多时，省级疾病预防控制中心工作人员选择工作的意愿变为之前的 1.479 倍。

ASC 为退出选项，其系数为−1.108，说明省级疾病预防控制中心工作人员更倾向于维持现有的工作状态，详见表 5-16。

表 5-16　省级疾病预防控制中心条件 Logit 模型分析结果

属性（水平）		系数	OR	标准误	P	95%置信区间
ASC（opt-out）		−1.108	0.330	0.090	<0.001	−1.284～−0.932
收入/%		0.050	1.051	0.003	<0.001	0.045～0.055
福利水平（参照：很低）	很高	0.886	2.426	0.078	<0.001	0.733～1.039
	一般	0.481	1.618	0.071	<0.001	0.342～0.62
编制（参照：无）	有编制	1.157	3.182	0.069	<0.001	1.023～1.292
工作量（参照：多）	少	0.216	1.241	0.072	0.003	0.075～0.357
	一般	0.142	1.152	0.075	0.059	−0.005～0.289
公众认可与尊重（参照：较差）	较好	0.477	1.611	0.069	<0.001	0.341～0.612
	一般	0.219	1.245	0.069	0.002	0.084～0.355
个人职业发展机会（参照：很少）	很多	0.391	1.479	0.071	<0.001	0.253～0.529
	一般	0.121	1.129	0.077	0.113	−0.029～0.272
培训机会（参照：局限）	丰富	0.134	1.144	0.072	0.062	−0.007～0.275
	一般	−0.061	0.941	0.075	0.417	−0.208～0.086
对数似然值		−3 683.66				
AIC		7 393.321				
BIC		7 489.548				

5.5.3　混合 Logit 模型

就平均水平而言，研究纳入的 7 个属性对省级疾病预防控制中心工作人员均具有显著的激励作用（P<0.05）。在收入属性方面，增加收入可以增加省级疾病预防控制中心工作人员选择工作的意愿（β=0.089）。在福利水平属性方面，以福利水平很低为基准，福利水平很高（β=1.572）和福利水平一般（β=0.719）均可以增加省级疾病预防控制中心工作人员选择工作的意愿。在编制属性方面，以没有编制为基准，有编制（β=2.288）可以增加省级疾病预防控制中心工作人员选择工作的意愿。在工作量属性方面，以工作量多为基准，工作量少（β=0.325）可以提高省级疾病预防控制中心工作人员选择工作的意愿。在公众认可与尊重属性方

面，以公众认可与尊重较差为基准，公众认可与尊重较好（$\beta=0.842$）和公众认可与尊重一般（$\beta=0.352$）均能增加省级疾病预防控制中心工作人员选择工作的意愿。在个人职业发展机会属性方面，以个人职业发展机会很少为基准，机会很多（$\beta=0.713$）可以增加省级疾病预防控制中心工作人员选择工作的意愿。在培训机会属性方面，以培训机会局限为基准，培训机会丰富（$\beta=0.373$）可以增加省级疾病预防控制中心工作人员选择工作的意愿。

根据标准差（SD）显示，省级疾病预防控制中心工作人员在退出选项（ASC）、收入提高、福利水平很高、有编制、个人职业发展机会很多、培训机会一般等水平的选择上具有异质性，详见表 5-17。

表 5-17　省级疾病预防控制中心混合 Logit 模型分析结果

属性（水平）		系数	系数标准误	SD	SD 标准误
ASC（opt-out）		−1.658***	0.211	3.889***	0.244
收入/%		0.089***	0.006	0.054***	0.008
福利水平（参照：很低）	很高	1.572***	0.132	0.596**	0.208
	一般	0.719***	0.106	0.160	0.379
编制（参照：无）	有编制	2.288***	0.173	1.548***	0.167
工作量（参照：多）	少	0.325**	0.114	0.350	0.357
	一般	0.004	0.106	0.000	0.224
公众认可与尊重（参照：较差）	较好	0.842***	0.118	−0.346	0.403
	一般	0.352**	0.108	−0.014	0.523
个人职业发展机会（参照：很少）	很多	0.713***	0.106	0.576**	0.220
	一般	0.191	0.106	−0.047	0.281
培训机会（参照：局限）	丰富	0.373***	0.100	−0.210	0.380
	一般	−0.106	0.115	1.071***	0.210
对数似然值		−2 718.697			
AIC		5 489.393			
BIC		5 681.848			

注：*$P<0.05$；**$P<0.01$；***$P<0.001$。

5.5.4 支付意愿

纳入分析的省级疾病预防控制中心工作人员月平均工资约为 7 955.54 元，根据平均工资及条件 Logit 模型回归结果计算支付意愿（WTP）。以福利水平很低为基准，省级疾病预防控制中心工作人员每月愿意牺牲 1 407.50 元的收入来换取福利水平很高的工作条件，每月愿意牺牲 764.80 元的收入来换取福利水平一般的工作条件。以没有编制为基准，省级疾病预防控制中心工作人员每月愿意牺牲 1 838.50 元的收入来换取有编制的工作条件。以工作量多为基准，省级疾病预防控制中心工作人员每月愿意牺牲 342.90 元的收入来换取工作量少的工作条件。以公众认可与尊重较差为基准，省级疾病预防控制中心工作人员每月愿意牺牲 757.30 元的收入来换取公众认可与尊重较好的工作条件，每月愿意牺牲 348.28 元的收入来换取公众认可与尊重一般的工作条件。以个人职业发展机会很少为基准，省级疾病预防控制中心工作人员每月愿意牺牲 621.33 元的收入来换取个人职业发展机会很多的工作条件，详见表 5-18。

表 5-18 省级疾病预防控制中心支付意愿分析结果

属性（水平）		支付意愿/元	95%置信区间	
福利水平（参照：很低）	很高	1 407.50***	1 145.45	1 669.55
	一般	764.80***	538.27	991.33
编制（参照：无）	有编制	1 838.50***	1 580.83	2 096.18
工作量（参照：多）	少	342.90**	122.45	563.36
	一般	225.02	−11.54	461.58
公众认可与尊重（参照：较差）	较好	757.30***	522.60	992.01
	一般	348.28**	130.19	566.38
个人职业发展机会（参照：很少）	很多	621.33***	390.19	852.48
	一般	193.00	−49.37	435.37
培训机会（参照：局限）	丰富	213.43	−9.34	436.19
	一般	−96.60	−330.26	137.05

注：*$P<0.05$；**$P<0.01$；***$P<0.001$。

5.5.5 相对重要性

基于条件 Logit 模型结果计算各个属性的相对重要性。收入为激发省级疾病预防控制中心工作人员工作积极性最重要的因素，它的相对重要性为 31.54%。其次是编制，其相对重要性为 24.29%。福利水平的相对重要性为 18.60%，排名第 3。公众认可与尊重的相对重要性为 10.01%，排名第 4。个人职业发展机会的相对重要性为 8.21%，排名第 5。工作量的相对重要性为 4.53%，排名第 6。最后是培训机会，其相对重要性为 2.82%，详见表 5-19。

表 5-19 省级疾病预防控制中心相对重要性分析结果

属性（水平）	相对重要性/%	排序	95%置信区间/%	
收入	31.54	1	28.51	34.57
编制	24.29	2	21.86	26.73
福利水平	18.60	3	16.03	21.17
公众认可与尊重	10.01	4	7.26	12.75
个人职业发展机会	8.21	5	5.43	10.99
工作量	4.53	6	1.73	7.34
培训机会	2.82	7	−0.05	5.69

5.5.6 政策模拟

编制是激励省级疾病预防控制中心工作人员工作的一个重要属性，它在相对重要性中排序第 2。但编制又是较为稀缺的资源，如何使省级疾病预防控制中心工作人员在无编制的情况下仍能保证较高的工作积极性，以及提高选择工作的概率将成为政策模拟的重点。在有/无编制均在基线水平时（工资水平无变化，福利水平、工作量、公众认可与尊重、个人职业发展机会、培训机会均处于中等水平），省级疾病预防控制中心工作人员选择有编制工作的概率为 76%，而选择无编制工作的概率为 24%。

从改善经济因素（月收入）的角度来看，当无编制工作的月收入提高 15%时，省级疾病预防控制中心工作人员选择无编制工作的概率提升到了 40%，当无编制工作的月收入提高 30%时，省级疾病预防控制中心工作人员选择无编制工作的概率达到了 59%，超过了选择有编制工作的概率。

从改善非经济因素（除月收入外的其他影响因素）的角度来看，当无编制工作同时具备福利水平很高、工作量少、公众认可与尊重较好、个人职业发展机会很多和培训机会丰富的各项条件时，省级疾病预防控制中心工作人员选择无编制工作的概率为 51%，比选择有编制工作的概率超出了 2 个百分点，而单独改善其中一个非经济因素，均无法使省级疾病预防控制中心工作人员选择无编制工作的概率超过选择有编制工作的概率。

从同时改善经济因素和非经济因素的角度来看，在无编制工作同时具备福利水平很高、工作量少、公众认可与尊重较好、个人职业发展机会很多和培训机会丰富的各项条件的情景下，当月收入提高 15%时，省级疾病预防控制中心工作人员选择无编制工作的概率为 69%，而选择有编制工作的概率为 31%，当月收入提高 30%时，省级疾病预防控制中心工作人员选择无编制工作的概率为 82%，而选择有编制工作的概率仅为 18%，详见图 5-3。

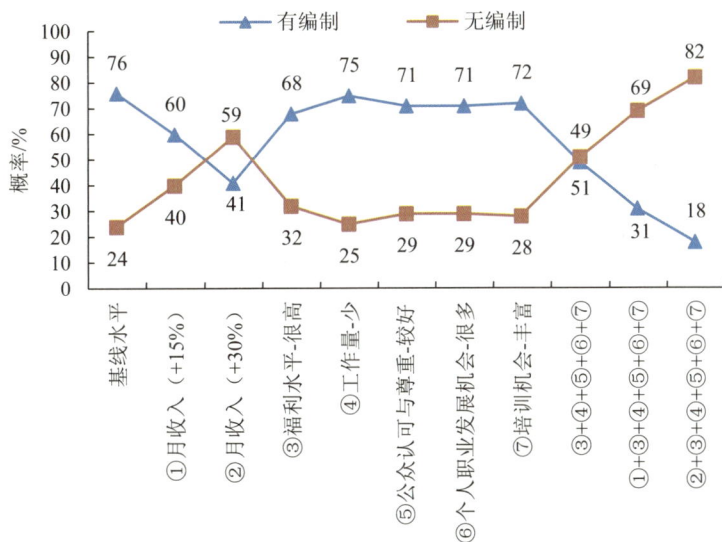

图 5-3 省级疾病预防控制中心政策模拟结果

5.6　地（市）级疾病预防控制中心样本工作偏好分析

　　本部分纳入分析的样本来自江苏、山东、湖北、江西、贵州、四川等省份的参与调查的 40 个地（市）级疾病预防控制中心，共 1 938 位。

5.6.1　样本特征描述

5.6.1.1　调查对象基本信息

　　表 5-20 为地（市）级疾病预防控制中心调查对象基本信息情况。共有 1 938 个来自地（市）级疾病预防控制中心的样本纳入本部分分析，其中，男性 754 名（38.91%），女性 1 184 名（61.09%）；年龄分布较为均匀，29 岁及以下、30～39 岁、40～49 岁和 50 岁及以上人员占比分别为 18.32%、34.16%、29.31% 和 18.21%；已婚人员占比最高，达到 79.00%；调查对象合同类型以事业编制为主（92.52%）；行政职务级别以无行政级别为主（75.08%）；高级、中级、初级和无职称的占比分别为 25.85%、33.33%、26.26% 和 14.55%；按地理位置与经济区域划分，调查对象在东部、中部和西部地区的占比分别为 40.25%、41.74% 和 18.01%。

表 5-20　地（市）级疾病预防控制中心调查对象基本信息情况

项目		人数/人	占比/%
性别	男性	754	38.91
	女性	1 184	61.09
年龄	29 岁及以下	355	18.32
	30～39 岁	662	34.16
	40～49 岁	568	29.31
	50 岁及以上	353	18.21
婚姻状况	未婚	334	17.23
	已婚	1 531	79.00
	离异	67	3.46
	丧偶	6	0.31
合同类型	事业编制	1 793	92.52
	非事业编制	145	7.48

项目		人数/人	占比/%
行政职务级别	处级/副处级及以上	33	1.70
	科级/副科级	414	21.36
	股级	36	1.86
	无行政级别	1 455	75.08
职称	高级	501	25.85
	中级	646	33.33
	初级	509	26.26
	无职称	282	14.55
地区分布	东部地区	780	40.25
	中部地区	809	41.74
	西部地区	349	18.01

5.6.1.2　调查对象教育情况

表 5-21 为地（市）级疾病预防控制中心调查对象教育情况。调查对象目前最高文化程度主要集中在本科及以上，本科占比最多（59.70%）；最高学历所学专业大类排前 5 位的分别为公共卫生与预防医学类、其他、医学技术类、临床医学类和管理学类，占比分别为 40.20%、15.17%、11.92%、11.61%、9.70% 和 6.50%。在最高学历所学专业大类选择"其他"的人中，主要包括经济学类、计算机类、法学类、工学类、化学类等专业；46.18% 的调查对象接受过 5 年及以上的公共卫生类教育，63.67% 的调查对象表示接受过学校正规公共卫生教育，其中，接受过公共卫生教育的最高文化程度为本科的最多（54.94%），其次为硕士研究生（26.58%）。

表 5-21　地（市）级疾病预防控制中心调查对象教育情况

项目		人数/人	占比/%
最高文化程度	硕士及以上	498	25.70
	本科	1 157	59.70
	大专	233	12.02
	高中/中专及以下	50	2.58
最高学历专业	基础医学类	41	2.12
	临床医学类	225	11.61

项目		人数/人	占比/%
最高学历专业	公共卫生与预防医学类	779	40.20
	中医学类	9	0.46
	中西医结合类	7	0.36
	中药学类	1	0.05
	药学类	37	1.91
	医学技术类	231	11.92
	护理学类	126	6.50
	管理学类	188	9.70
	其他	294	15.17
接受公共卫生类教育年限	不足 1 年	448	23.12
	1~2 年	159	8.20
	3~4 年	436	22.50
	5 年及以上	895	46.18
是否接受过正规公共卫生教育	是	1 234	63.67
	否	704	36.33
接受公共卫生教育的最高文化程度	博士研究生	7	0.57
	硕士研究生	328	26.58
	本科	678	54.94
	大专	139	11.26
	中专或其他	82	6.65

5.6.1.3 调查对象工作情况

表 5-22 为地（市）级疾病预防控制中心调查对象工作情况。参加工作后工作年限为 4 年及以下、5~14 年、15~24 年和 25 年及以上的调查对象占比分别为 17.23%、31.06%、22.65% 和 29.05%；在本疾病预防控制中心工作年限为 4 年及以下、5~9 年、10~19 年和 20 年及以上的调查对象占比分别为 29.15%、15.17%、31.53% 和 24.15%；从调查对象在工作中承担的主要职责来看，占比从高到低依次为卫生检验、传染病预防控制、五大卫生、综合行政办公、免疫规划、后勤保障、非传染性疾病预防控制、健康教育与健康促进、其他、业务管理与质量控制、地方病与寄生虫病预防控制、信息与网络管理和突发公共卫生事件应急管理，占比分别为 19.35%、15.53%、14.50%、13.21%、8.05%、5.83%、5.01%、4.23%、3.92%、3.66%、2.68%、2.01% 和 2.01%。从岗位类型来看，调查对象以卫生专技岗（81.53%）为主，其后依次为管理岗（9.49%）、其他（4.64%）及工勤技能岗（4.33%）。

表 5-22　地（市）级疾病预防控制中心调查对象工作情况

项目		人数/人	占比/%
工龄	4 年及以下	334	17.23
	5～14 年	602	31.06
	15～24 年	439	22.65
	25 年及以上	563	29.05
在本疾病预防控制中心工作年限	4 年及以下	565	29.15
	5～9 年	294	15.17
	10～19 年	611	31.53
	20 年及以上	468	24.15
主要职责	综合行政办公	256	13.21
	业务管理与质量控制	71	3.66
	传染病预防控制	301	15.53
	非传染性疾病预防控制	97	5.01
	地方病与寄生虫病预防控制	52	2.68
	健康教育与健康促进	82	4.23
	五大卫生	281	14.50
	免疫规划	156	8.05
	卫生检验	375	19.35
主要职责	信息与网络管理	39	2.01
	突发公共卫生事件应急管理	39	2.01
	后勤保障	113	5.83
	其他	76	3.92
岗位类型	卫生专技岗	1 580	81.53
	工勤技能岗	84	4.33
	管理岗	184	9.49
	其他	90	4.64

5.6.2　条件 Logit 模型

总体来说，研究纳入的 7 个属性对地（市）级疾病预防控制中心工作人员均具有显著的激励作用（$P < 0.05$）。在收入属性方面，增加收入可以增加地（市）级疾病预防控制中心工作人员选择工作的意愿（$\beta = 0.045$），每增加 1% 的收入，

地（市）级疾病预防控制中心工作人员选择工作的意愿变为之前的 1.046 倍。在福利水平属性方面，以福利水平很低为基准，福利水平很高（β=0.882）和福利水平一般（β=0.389）均可以增加地（市）级疾病预防控制中心工作人员选择工作的意愿，当福利水平变为很高时，地（市）级疾病预防控制中心工作人员选择工作的意愿变为之前的 2.417 倍，福利水平变为一般时，地（市）级疾病预防控制中心工作人员选择工作的意愿变为之前的 1.475 倍。在编制属性方面，以没有编制为基准，有编制（β=1.156）可以增加地（市）级疾病预防控制中心工作人员选择工作的意愿，当有编制时，地（市）级疾病预防控制中心工作人员选择工作的意愿是没有编制的 3.179 倍。在工作量属性方面，以工作量多为基准，工作量少（β=0.164）和工作量一般（β=0.148）均可以提高地（市）级疾病预防控制中心工作人员选择工作的意愿，当工作量变少时，地（市）级疾病预防控制中心工作人员选择工作的意愿变为之前的 1.178 倍，当工作量变为一般时，地（市）级疾病预防控制中心工作人员选择工作的意愿变为之前的 1.160 倍。公众认可与尊重属性方面，以公众认可与尊重较差为基准，公众认可与尊重较好（β=0.419）和公众认可与尊重一般（β=0.158）均能增加地（市）级疾病预防控制中心工作人员选择工作的意愿，当公众认可与尊重变为较好时，地（市）级疾病预防控制中心工作人员选择工作的意愿变为之前的 1.520 倍，当公众认可与尊重变为一般时，地（市）级疾病预防控制中心工作人员选择工作的意愿变为之前的 1.172 倍。在个人职业发展机会属性方面，以个人职业发展机会很少为基准，机会很多（β=0.346）和机会一般（β=0.182）均可以增加地（市）级疾病预防控制中心工作人员选择工作的意愿，当个人职业发展机会变为很多时，地（市）级疾病预防控制中心工作人员选择工作的意愿变为之前的 1.413 倍，当个人职业发展机会变为一般时，地（市）级疾病预防控制中心工作人员选择工作的意愿变为之前的 1.200 倍。在培训机会属性方面，以培训机会局限为基准，培训机会丰富（β=0.212）可以增加地（市）级疾病预防控制中心工作人员选择工作的意愿，当培训机会变为丰富时，地（市）级疾病预防控制中心工作人员选择工作的意愿变为之前的 1.236 倍。

ASC 为退出选项，其系数为–1.143，说明地（市）级疾病预防控制中心工作人员更倾向于维持现有的工作状态，详见表 5-23。

表 5-23　地（市）级疾病预防控制中心条件 Logit 模型分析结果

属性（水平）		系数	OR	标准误	P	95%置信区间
ASC（opt-out）		−1.143	0.319	0.053	<0.001	（−1.247，−1.039）
收入/%		0.045	1.046	0.002	<0.001	（0.042，0.048）
福利水平 （参照：很低）	很高	0.882	2.417	0.045	<0.001	（0.795，0.970）
	一般	0.389	1.475	0.044	<0.001	（0.303，0.474）
编制（参照：无）	有编制	1.156	3.179	0.045	<0.001	（1.069，1.244）
工作量（参照：多）	少	0.164	1.178	0.043	<0.001	（0.080，0.247）
	一般	0.148	1.160	0.045	0.001	（0.059，0.237）
公众认可与尊重 （参照：较差）	较好	0.419	1.520	0.041	<0.001	（0.338，0.500）
	一般	0.158	1.172	0.042	<0.001	（0.076，0.240）
个人职业发展机会 （参照：很少）	很多	0.346	1.413	0.042	<0.001	（0.264，0.428）
	一般	0.182	1.200	0.046	<0.001	（0.092，0.272）
培训机会 （参照：局限）	丰富	0.212	1.236	0.043	<0.001	（0.128，0.297）
	一般	−0.009	0.991	0.045	0.842	（−0.097，0.079）
对数似然值		−10 534.637				
AIC		21 095.27				
BIC		21 205.25				

5.6.3　混合 Logit 模型

就平均水平而言，研究纳入的 7 个属性对地（市）级疾病预防控制中心工作人员均具有显著的激励作用（$P<0.05$）。在收入属性方面，增加收入可以增加地（市）级疾病预防控制中心工作人员选择工作的意愿（$\beta=0.082$）。在福利水平属性方面，以福利水平很低为基准，福利水平很高（$\beta=1.484$）和福利水平一般（$\beta=0.677$）均可以增加地（市）级疾病预防控制中心工作人员选择工作的意愿。在编制属性方面，以没有编制为基准，有编制（$\beta=2.316$）可以增加地（市）级疾病预防控制中心工作人员选择工作的意愿。在工作量属性方面，以工作量多为基准，工作量少（$\beta=0.288$）可以提高地（市）级疾病预防控制中心工作人员选择工作的意愿。在公众认可与尊重属性方面，以公众认可与尊重较差为基准，公众认可与尊重较好（$\beta=0.617$）和公众认可与尊重一般（$\beta=0.352$）均能增加地

（市）级疾病预防控制中心工作人员选择工作的意愿。在个人职业发展机会属性方面，以个人职业发展机会很少为基准，机会很多（β=0.596）和机会一般（β=0.296）均可以增加地（市）级疾病预防控制中心工作人员选择工作的意愿。在培训机会属性方面，以培训机会局限为基准，培训机会丰富（β=0.368）可以增加地（市）级疾病预防控制中心工作人员选择工作的意愿。

根据标准差（SD）显示，地（市）级疾病预防控制中心工作人员在退出选项（ASC）、收入提高、福利水平很高、有编制、培训机会一般等水平的选择上具有异质性，详见表 5-24。

表 5-24　地（市）级疾病预防控制中心混合 Logit 模型分析结果

属性（水平）		系数	系数标准误	SD	SD 标准误
ASC（opt-out）		−1.723***	0.133	4.512***	0.168
收入/%		0.082***	0.003	0.048***	0.004
福利水平（参照：很低）	很高	1.484***	0.071	0.397*	0.177
	一般	0.677***	0.060	−0.031	0.122
编制（参照：无）	有编制	2.316***	0.096	1.722***	0.095
工作量（参照：多）	少	0.288***	0.067	−0.242	0.249
	一般	0.117	0.635	−0.015	0.128
公众认可与尊重（参照：较差）	较好	0.617***	0.068	−0.006	0.350
	一般	0.352***	0.064	0.255	0.277
个人职业发展机会（参照：很少）	很多	0.596***	0.060	−0.001	0.317
	一般	0.296***	0.063	0.017	0.202
培训机会（参照：局限）	丰富	0.368***	0.059	−0.316	0.243
	一般	−0.104	0.064	0.719***	0.147
对数似然值		−7 404.836 5			
AIC		14 861.67			
BIC		15 081.63			

注：*$P<0.05$；**$P<0.01$；***$P<0.001$。

5.6.4　支付意愿

纳入分析的地（市）级疾病预防控制中心工作人员月平均工资约为 7 143.49 元，根据平均工资及条件 Logit 模型回归结果计算支付意愿（WTP）。以福利水平很低为基准，地（市）级疾病预防控制中心工作人员每月愿意牺牲 1 388.79 元的收入来换取福利水平很高的工作条件，每月愿意牺牲 611.50 元的收入来换取福利水平一般的工作条件。以没有编制为基准，地（市）级疾病预防控制中心工作人员每月愿意牺牲 1 820.08 元的收入来换取有编制的工作条件。以工作量多为基准，地（市）级疾病预防控制中心工作人员每月愿意牺牲 257.85 元的收入来换取工作量少的工作条件，每月愿意牺牲 233.08 元的收入来换取工作量一般的工作条件。以公众认可与尊重较差为基准，地（市）级疾病预防控制中心工作人员每月愿意牺牲 659.32 元的收入来换取公众认可与尊重较好的工作条件，每月愿意牺牲 249.13 元的收入来换取公众认可与尊重一般的工作条件。以个人职业发展机会很少为基准，地（市）级疾病预防控制中心工作人员每月愿意牺牲 544.07 元的收入来换取个人职业发展机会很多的工作条件，每月愿意牺牲 286.59 元的收入来换取个人职业发展机会一般的工作条件。以培训机会局限为基准，地（市）级疾病预防控制中心工作人员每月愿意牺牲 333.75 元的收入来换取培训机会丰富的工作条件，详见表 5-25。

表 5-25　地（市）级疾病预防控制中心支付意愿分析结果

属性（水平）		支付意愿/元	95%置信区间	
福利水平 （参照：很低）	很高	1 388.79***	1 237.53	1 540.06
	一般	611.50***	474.18	748.83
编制（参照：无）	有编制	1 820.08***	1 654.45	1 985.71
工作量（参照：多）	少	257.85***	128.12	387.58
	一般	233.08***	90.56	375.60
公众认可与尊重 （参照：较差）	较好	659.32***	522.06	796.59
	一般	249.13***	118.48	379.79
个人职业发展机会 （参照：很少）	很多	544.07***	412.55	675.58
	一般	286.59***	142.81	430.38
培训机会 （参照：局限）	丰富	333.75***	201.14	466.35
	一般	−14.14	−153.03	124.74

注：*$P<0.05$；**$P<0.01$；***$P<0.001$。

5.6.5 相对重要性

基于条件 Logit 模型结果计算各个属性的相对重要性。收入为激发地（市）级疾病预防控制中心工作人员工作积极性最重要的因素，它的相对重要性为29.98%。其次是编制，其相对重要性为25.47%。福利水平的相对重要性为19.43%，排名第3。公众认可与尊重的相对重要性为9.23%，排名第4。个人职业发展机会的相对重要性为7.61%，排名第5。培训机会的相对重要性为4.67%，排名第6。最后是工作量，其相对重要性为3.61%，详见表5-26。

表5-26 地（市）级疾病预防控制中心相对重要性分析结果

属性（水平）	相对重要性/%	排序	95%置信区间/%	
收入	29.98	1	28.13	31.84
编制	25.47	2	23.86	27.08
福利水平	19.43	3	17.85	21.02
公众认可与尊重	9.23	4	7.53	10.92
个人职业发展机会	7.61	5	5.92	9.31
培训机会	4.67	6	2.90	6.44
工作量	3.61	7	1.86	5.36

5.6.6 政策模拟

编制为激励地（市）级疾病预防控制中心工作人员工作的一个重要属性，它在相对重要性中排序为第 2。但编制又是较为稀缺的资源，如何使地（市）级疾病预防控制中心工作人员在无编制的情况下仍能保证较高的工作积极性，以及提高选择工作的概率将成为政策模拟的重点。在有/无编制均在基线水平时（工资水平无变化，福利水平、工作量、公众认可与尊重、个人职业发展机会、培训机会均处于中等水平），地（市）级疾病预防控制中心工作人员选择有编制工作的概率为76%，而选择无编制工作的概率为24%。

从改善经济因素（月收入）的角度来看，当无编制工作的月收入提高15%时，地（市）级疾病预防控制中心工作人员选择无编制工作的概率提升到了38%，当无编制工作的月收入提高30%时，地（市）级疾病预防控制中心工作人员选择无编制工作的概率达到了 55%，超过了选择有编制工作的概率。

从改善非经济因素（除月收入外的其他影响因素）的角度来看，当无编制工作同时具备福利水平很高、工作量少、公众认可与尊重较好、个人职业发展机会很多和培训机会丰富的各项条件时，地（市）级疾病预防控制中心工作人员选择无编制工作的概率为 50%，与选择有编制工作的概率相同，而单独改善其中一个非经济因素，均无法使地（市）级疾病预防控制中心工作人员选择无编制工作的概率超过选择有编制工作的概率。

从同时改善经济因素和非经济因素的角度来看，在无编制工作同时具备福利水平很高、工作量少、公众认可与尊重较好、个人职业发展机会很多和培训机会丰富的各项条件的情景下，当月收入提高 15%时，地（市）级疾病预防控制中心工作人员选择无编制工作的概率为 66%，而选择有编制工作的概率为 34%，当月收入提高 30%时，地（市）级疾病预防控制中心工作人员选择无编制工作的概率为 80%，而选择有编制工作的概率仅为 20%，详见图 5-4。

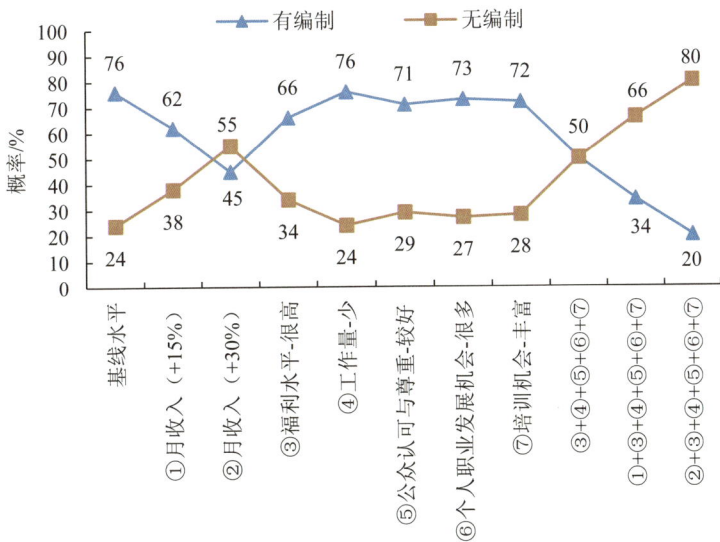

图 5-4　地（市）级疾病预防控制中心政策模拟结果

5.7 区（县）级疾病预防控制中心样本工作偏好分析

本部分纳入分析的样本来自江苏、山东、湖北、江西、贵州、四川等省份的参与调查的 196 个区（县）级疾病预防控制中心，共 5 383 人。

5.7.1 样本特征描述

5.7.1.1 调查对象基本信息

表 5-27 为区（县）级疾病预防控制中心调查对象基本信息情况。共有 5 383 人来自区（县）级疾病预防控制中心的样本纳入本部分分析，其中，男性 2 058 人（38.23%），女性 3 325 人（61.77%）；年龄分布较为均匀，29 岁及以下、30～39 岁、40～49 岁和 50 岁及以上人员占比分别为 21.31%、29.56%、29.80%、19.34%；已婚人员占比最高，达到 78.12%；调查对象合同类型以事业编制为主（83.62%）；行政职务级别以无行政级别为主（86.59%）；高级、中级、初级和无职称的占比分别为 11.76%、34.65%、33.61% 和 19.99%；按地理位置与经济区域划分，调查对象在东部、中部、西部地区的占比分别为 26.99%、61.19%、11.81%。

表 5-27 区（县）级疾病预防控制中心调查对象基本信息情况

项目		人数/人	占比/%
性别	男性	2 058	38.23
	女性	3 325	61.77
年龄	29 岁及以下	1 147	21.31
	30～39 岁	1 591	29.56
	40～49 岁	1 604	29.80
	50 岁及以上	1 041	19.34
婚姻状况	未婚	997	18.52
	已婚	4 205	78.12
	离异	160	2.97
	丧偶	21	0.39
	其他	0	0.00

项目		人数/人	占比/%
合同类型	事业编制	4 501	83.62
	非事业编制	882	16.38
行政职务级别	处级/副处级及以上	2	0.04
	科级/副科级	190	3.53
	股级	530	9.85
	无行政级别	4 661	86.59
职称	高级	633	11.76
	中级	1 865	34.65
	初级	1 809	33.61
	无职称	1 076	19.99
地区分布	东部	1 453	26.99
	中部	3 294	61.19
	西部	636	11.81

5.7.1.2 调查对象教育情况

表 5-28 为区（县）级疾病预防控制中心调查对象教育情况。调查对象目前最高文化程度主要集中在本科及以上，本科占比最多（62.42%）；最高学历所学专业大类排前 5 位的分别为公共卫生与预防医学类、临床医学类、医学技术类、护理学类和其他学科，占比分别为 26.75%、18.34%、17.18%、15.81%和 10.11%。在最高学历所学专业大类选择"其他"的人员中，主要包括经济学类、计算机类、法学类、工学类、化学类等专业；36.76%的调查对象接受过 5 年及以上的公共卫生类教育，56.53%的调查对象表示接受过学校正规公共卫生教育，其中，接受公共卫生教育的最高文化程度为本科的最多（57.77%），其次为大专（23.53%）。

表 5-28　区（县）级疾病预防控制中心调查对象教育情况

项目		人数/人	占比/%
最高文化程度	硕士及以上	144	2.68
	本科	3 360	62.42
	大专	1 407	26.14
	高中/中专及以下	472	8.77

项目		人数/人	占比/%
最高学历专业	基础医学类	31	0.58
	临床医学类	987	18.34
	公共卫生与预防医学类	1 440	26.75
	中医学类	69	1.28
	中西医结合类	58	1.08
	中药学类	33	0.61
	药学类	115	2.14
	医学技术类	925	17.18
	护理学类	851	15.81
	管理学类	330	6.13
	其他	544	10.11
接受公共卫生类教育年限	不足 1 年	1 288	23.93
	1～2 年	653	12.13
	3～4 年	1 463	27.18
	5 年及以上	1 979	36.76
是否接受过正规公共卫生教育	是	3 043	56.53
	否	2 340	43.47
接受公共卫生教育的最高文化程度	博士研究生	0	0.00
	硕士研究生	103	3.38
	本科	1 758	57.77
	大专	716	23.53
	中专或其他	466	15.31

5.7.1.3 调查对象工作情况

表 5-29 为区（县）级疾病预防控制中心调查对象工作情况。参加工作后工作年限为 4 年及以下、5～14 年、15～24 年、25 年及以上的调查对象占比分别为 15.98%、29.78%、21.40%、32.84%；在本单位工作年限为 4 年及以下、5～9 年、10～19 年、20 年及以上的调查对象占比分别为 36.67%、16.22%、24.52%、22.59%；从调查对象在工作中承担的主要职责来看，占比从高到低依次为传染病预防控制、卫生检验、综合行政办公、免疫规划、五大卫生、后勤保障、非传染性疾病预防控制、其他、地方病与寄生虫病预防控制、健康教育与健康促进、业务管理与质

量控制、突发公共卫生事件应急管理、信息与网络管理，占比分别为 18.22%、16.89%、12.99%、11.63%、10.07%、5.26%、4.92%、4.50%、4.46%、4.29%、2.82%、2.62%、1.34%。从岗位类型来看，调查对象以卫生专技岗（80.74%）为主，其后依次为管理岗（7.93%）、工勤技能岗（6.95%）及其他（4.38%）。

表 5-29　区（县）级疾病预防控制中心调查对象工作情况

项目		人数/人	占比/%
工龄	4 年及以下	860	15.98
	5～14 年	1 603	29.78
	15～24 年	1 152	21.40
	25 年及以上	1 768	32.84
在本疾病预防控制中心工作年限	4 年及以下	1 974	36.67
	5～9 年	873	16.22
	10～19 年	1 320	24.52
	20 年及以上	1 216	22.59
主要职责	综合行政办公	699	12.99
	业务管理与质量控制	152	2.82
	传染病预防控制	981	18.22
	非传染性疾病预防控制	265	4.92
	地方病与寄生虫病预防控制	240	4.46
主要职责	健康教育与健康促进	231	4.29
	五大卫生	542	10.07
	免疫规划	626	11.63
	卫生检验	909	16.89
	信息与网络管理	72	1.34
	突发公共卫生事件应急管理	141	2.62
	后勤保障	283	5.26
	其他	242	4.50
岗位类型	卫生专技岗	4 346	80.74
	工勤技能岗	374	6.95
	管理岗	427	7.93
	其他	236	4.38

5.7.2　条件 Logit 模型

总体来说，研究纳入的 7 个属性对区（县）级疾病预防控制中心工作人员均具有显著的激励作用（$P<0.05$）。在收入属性方面，增加收入可以增加区（县）级疾病预防控制中心工作人员选择工作的意愿（$\beta=0.042$），每增加 1%的收入，区（县）级疾病预防控制中心工作人员选择工作的意愿变为之前的 1.043 倍。在福利水平属性方面，以福利水平很低为基准，福利水平很高（$\beta=0.941$）和福利水平一般（$\beta=0.519$）均可以增加区（县）级疾病预防控制中心工作人员选择工作的意愿，当福利水平变为很高时，区（县）级疾病预防控制中心工作人员选择工作的意愿变为之前的 2.563 倍，福利水平变为一般时，区（县）级疾病预防控制中心工作人员选择工作的意愿变为之前的 1.680 倍。在编制属性方面，以没有编制为基准，有编制（$\beta=1.098$）可以增加区（县）级疾病预防控制中心工作人员选择工作的意愿，当有编制时，区（县）级疾病预防控制中心工作人员选择工作的意愿是没有编制的 2.999 倍。在工作量属性方面，以工作量多为基准，工作量少（$\beta=0.215$）和工作量一般（$\beta=0.222$）均可以提高区（县）级疾病预防控制中心工作人员选择工作的意愿，当工作量变少时，区（县）级疾病预防控制中心工作人员选择工作的意愿变为之前的 1.239 倍，当工作量变为一般时，区（县）级疾病预防控制中心工作人员选择工作的意愿变为之前的 1.249 倍。在公众认可与尊重属性方面，以公众认可与尊重较差为基准，公众认可与尊重较好（$\beta=0.464$）和公众认可与尊重一般（$\beta=0.144$）均能增加区（县）级疾病预防控制中心工作人员选择工作的意愿，当公众认可与尊重变为较好时，区（县）级疾病预防控制中心工作人员选择工作的意愿变为之前的 1.591 倍，当公众认可与尊重变为一般时，区（县）级疾病预防控制中心工作人员选择工作的意愿变为之前的 1.155 倍。在个人职业发展机会属性方面，以个人职业发展机会很少为基准，机会很多（$\beta=0.254$）和机会一般（$\beta=0.064$）均可以增加区（县）级疾病预防控制中心工作人员选择工作的意愿，当个人职业发展机会变为很多时，区（县）级疾病预防控制中心工作人员选择工作的意愿变为之前的 1.290 倍，当个人职业发展机会变为一般时，区（县）级疾病预防控制中心工作人员选择工作的意愿变为之前的 1.066 倍。在培训机会属性方面，以培训机会局限为基准，培训机会丰富（$\beta=0.219$）可以增加区（县）级疾病预防控制中心工作人员选择工作的意愿，当培训机会变为丰富时，区（县）级

疾病预防控制中心工作人员选择工作的意愿变为之前的 1.244 倍。

ASC 为退出选项，其系数为−1.194，说明区（县）级疾病预防控制中心工作人员更倾向于维持现有的工作状态，详见表 5-30。

表 5-30 区（县）级疾病预防控制中心条件 Logit 模型分析结果

属性（水平）		系数	OR	标准误	P	95%置信区间
ASC（opt-out）		−1.194	0.303	0.033	<0.001	−1.258～−1.130
收入/%		0.042	1.043	0.001	<0.001	0.040～0.044
福利水平（参照：很低）	很高	0.941	2.563	0.028	<0.001	0.886～0.996
	一般	0.519	1.680	0.027	<0.001	0.466～0.571
编制（参照：无）	有编制	1.098	2.999	0.026	<0.001	1.048～1.148
工作量（参照：多）	少	0.215	1.239	0.026	<0.001	0.163～0.266
	一般	0.222	1.249	0.028	<0.001	0.167～0.278
公众认可与尊重（参照：较差）	较好	0.464	1.591	0.026	<0.001	0.414～0.514
	一般	0.144	1.155	0.026	<0.001	0.094～0.194
个人职业发展机会（参照：很少）	很多	0.254	1.290	0.024	<0.001	0.207～0.302
	一般	0.064	1.066	0.028	0.020	0.010～0.118
培训机会（参照：局限）	丰富	0.219	1.244	0.026	<0.001	0.168～0.269
	一般	0.040	1.041	0.027	0.136	−0.013～0.093
对数似然值		−29 441.929				
AIC		58 909.86				
BIC		59 033.12				

5.7.3 混合 Logit 模型

就平均水平而言，研究纳入的 7 个属性对区（县）级疾病预防控制中心工作人员均具有显著的激励作用（P<0.05）。在收入属性方面，增加收入可以增加区（县）级疾病预防控制中心工作人员选择工作的意愿（β=0.073）。在福利水平属性方面，以福利水平很低为基准，福利水平很高（β=1.476）和福利水平一般（β=0.689）均可以增加区（县）级疾病预防控制中心工作人员选择工作的意愿。在编制属性方面，以没有编制为基准，有编制（β=2.051）可以增加区（县）级疾病预防控制中心工作人员选择工作的意愿。在工作量属性方面，以工作量多为基准，工作量

少（β=0.363）和工作量一般（β=0.218）均可以提高区（县）级疾病预防控制中心工作人员选择工作的意愿。在公众认可与尊重属性方面，以公众认可与尊重较差为基准，公众认可与尊重较好（β=0.637）和公众认可与尊重一般（β=0.419）均能增加区（县）级疾病预防控制中心工作人员选择工作的意愿。在个人职业发展机会属性方面，以个人职业发展机会很少为基准，机会很多（β=0.431）和机会一般（β=0.089）均可以增加区（县）级疾病预防控制中心工作人员选择工作的意愿。在培训机会属性方面，以培训机会局限为基准，培训机会丰富（β=0.435）可以增加区（县）级疾病预防控制中心工作人员选择工作的意愿。

根据标准差（SD）显示，区（县）级疾病预防控制中心工作人员在退出选项（ASC）、收入提高、福利水平很高、有编制、工作量少、公众认可与尊重较好、培训机会一般等水平的选择上具有异质性，详见表5-31。

表 5-31 区（县）级疾病预防控制中心混合 Logit 模型分析结果

属性（水平）		系数	系数标准误	SD	SD 标准误
ASC（opt-out）		−1.779***	0.091	5.101***	0.119
收入/%		0.073***	0.002	0.046***	0.002
福利水平 （参照：很低）	很高	1.476***	0.043	0.428***	0.092
	一般	0.689***	0.036	0.010	0.080
编制（参照：无）	有编制	2.051***	0.053	1.606***	0.054
工作量（参照：多）	少	0.363***	0.040	−0.433***	0.117
	一般	0.218***	0.038	−0.017	0.100
公众认可与尊重 （参照：较差）	较好	0.637***	0.042	0.351*	0.137
	一般	0.419***	0.037	0.237	0.145
个人职业发展机会 （参照：很少）	很多	0.431***	0.034	−0.030	0.137
	一般	0.089*	0.036	−0.012	0.109
培训机会 （参照：局限）	丰富	0.435***	0.035	0.034	0.142
	一般	−0.021	0.038	0.601***	0.108
对数似然值		−20 187.297			
AIC		40 426.59			
BIC		40 673.11			

注：*$P<0.05$；**$P<0.01$；***$P<0.001$。

5.7.4　支付意愿

纳入分析的区（县）级疾病预防控制中心工作人员月平均工资约为 5 377.93 元，根据平均工资及条件 Logit 模型回归结果计算支付意愿（WTP）。以福利水平很低为基准，区（县）级疾病预防控制中心工作人员每月愿意牺牲 1 212.26 元的收入来换取福利水平很高的工作条件，每月愿意牺牲 667.99 元的收入来换取福利水平一般的工作条件。以没有编制为基准，区（县）级疾病预防控制中心工作人员每月愿意牺牲 1 414.58 元的收入来换取有编制的工作条件。以工作量多为基准，区（县）级疾病预防控制中心工作人员每月愿意牺牲 276.34 元的收入来换取工作量少的工作条件，每月愿意牺牲 286.01 元的收入来换取工作量一般的工作条件。以公众认可与尊重较差为基准，区（县）级疾病预防控制中心工作人员每月愿意牺牲 597.85 元的收入来换取公众认可与尊重较好的工作条件，每月愿意牺牲 185.71 元的收入来换取公众认可与尊重一般的工作条件。以个人职业发展机会很少为基准，区（县）级疾病预防控制中心工作人员每月愿意牺牲 327.60 元的收入来换取个人职业发展机会很多的工作条件，每月愿意牺牲 82.67 元的收入来换取个人职业发展机会一般的工作条件。以培训机会局限为基准，区（县）级疾病预防控制中心工作人员每月愿意牺牲 281.67 元的收入来换取培训机会丰富的工作条件，详见表 5-32。

表 5-32　区（县）级疾病预防控制中心支付意愿分析结果

属性（水平）		支付意愿/元	95%置信区间	
福利水平（参照：很低）	很高	1 212.26***	1 131.72	1 292.81
	一般	667.99***	597.41	738.57
编制（参照：无）	有编制	1 414.58***	1 334.80	1 494.36
工作量（参照：多）	少	276.34***	210.35	342.34
	一般	286.01***	212.46	359.56
公众认可与尊重（参照：较差）	较好	597.85***	525.83	669.88
	一般	185.71***	120.45	250.96
个人职业发展机会（参照：很少）	很多	327.60***	264.60	390.59
	一般	82.67*	12.49	152.85
培训机会（参照：局限）	丰富	281.67***	217.03	346.30
	一般	51.98	−16.30	120.27

注：*P＜0.05；**P＜0.01；***P＜0.001。

5.7.5 相对重要性

基于条件 Logit 模型结果计算各个属性的相对重要性。收入为激发区（县）级疾病预防控制中心工作人员工作积极性最重要的因素，它的相对重要性为28.19%。其次是福利水平，其相对重要性为24.71%。编制的相对重要性为21.18%，排名第 3。个人职业发展机会的相对重要性为10.45%，排名第 4。培训机会的相对重要性为5.72%，排名第 5。工作量的相对重要性为4.92%，排名第 6。最后是公众认可与尊重，其相对重要性为4.83%，详见表 5-33。

表 5-33 区（县）级疾病预防控制中心相对重要性分析结果

属性（水平）	相对重要性/%	排序	95%置信区间/%	
收入	28.19	1	27.10	29.30
福利水平	24.71	2	23.80	25.70
编制	21.18	3	20.20	22.20
个人职业发展机会	10.45	4	9.40	11.50
培训机会	5.72	5	4.70	6.80
工作量	4.92	6	3.80	6.00
公众认可与尊重	4.83	7	3.70	5.90

5.7.6 政策模拟

编制为激励区（县）级疾病预防控制中心工作人员工作的一个重要属性，它在相对重要性中排序第 3。但编制又是较为稀缺的资源，如何使区（县）级疾病预防控制中心工作人员在无编制的情况下仍能保证较高的工作积极性，以及提高选择工作的概率将成为政策模拟的重点。在有/无编制均在基线水平时（工资水平无变化，福利水平、工作量、公众认可与尊重、个人职业发展机会、培训机会均处于中等水平），区（县）级疾病预防控制中心工作人员选择有编制工作的概率为75%，而选择无编制工作的概率为25%。

从改善经济因素（月收入）的角度来看，当无编制工作的月收入提高 15%时，区（县）级疾病预防控制中心工作人员选择无编制工作的概率提升到了38%，当无编制工作的月收入提高 30%时，区（县）级疾病预防控制中心工作人员选择无编制工作的概率达到了 54%，超过了选择有编制工作的概率。

从改善非经济因素（除月收入外的其他影响因素）的角度来看，当无编制工作同时具备福利水平很高、工作量少、公众认可与尊重较好、个人职业发展机会很多和培训机会丰富的各项条件时，区（县）级疾病预防控制中心工作人员选择无编制工作的概率为 50%，与选择有编制工作的概率相同，而单独改善其中一个非经济因素，均无法使区（县）级疾病预防控制中心工作人员选择无编制工作的概率超过选择有编制工作的概率。

从同时改善经济因素和非经济因素的角度来看，在无编制工作同时具备福利水平很高、工作量少、公众认可与尊重较好、个人职业发展机会很多和培训机会丰富的各项条件的情景下，当月收入提高 15% 时，区（县）级疾病预防控制中心工作人员选择无编制工作的概率为 65%，而选择有编制工作的概率为 35%；当月收入提高 30% 时，区（县）级疾病预防控制中心工作人员选择无编制工作的概率为 78%，而选择有编制工作的概率仅为 22%，详见图 5-5。

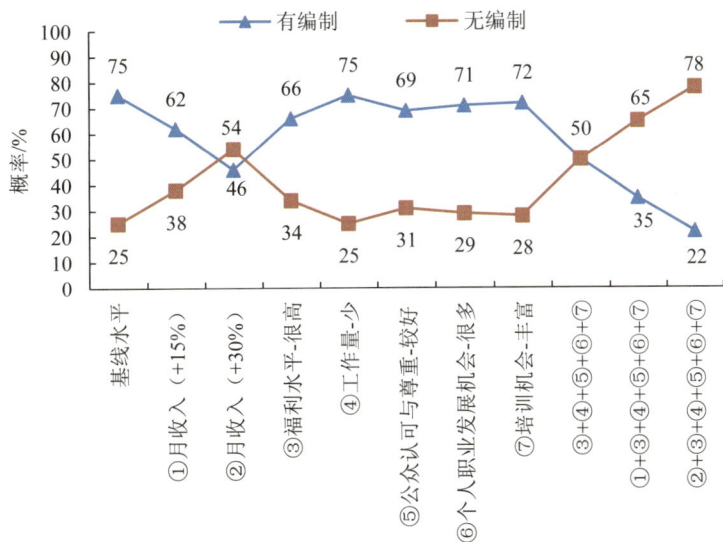

图 5-5　区（县）级疾病预防控制中心政策模拟结果

5.8 不同层级疾病预防控制中心样本工作偏好比较分析

5.8.1 混合 Logit 结果差异分析

对总体、中国疾病预防控制中心和区（县）级疾病预防控制中心的工作人员来说，除培训机会一般外，其他纳入研究的属性水平，都对其工作积极性有着显著的激励作用（$P<0.05$）；对省级疾病预防控制中心的工作人员来说，培训机会一般、个人职业发展机会一般和工作量一般 3 个属性水平对其工作积极性的提高没有显著的统计学意义（$P>0.05$），其他纳入研究的属性水平，都对其工作积极性有着显著的激励作用（$P<0.05$）；对地（市）级疾病预防控制中心的工作人员来说，培训机会一般和工作量一般两个属性水平对其工作积极性的提高没有显著的统计学意义（$P>0.05$），其他纳入研究的属性水平，都对其工作积极性有着显著的激励作用（$P<0.05$）。

从异质性角度来看，总体、中国疾病预防控制中心、省级疾病预防控制中心、地（市）级疾病预防控制中心和区（县）级疾病预防控制中心的工作人员在退出选项（ASC）、提高收入、福利水平很高和有编制的属性水平的选择上均具有异质性，在福利水平一般、工作量一般、公众认可与尊重一般、个人职业发展机会一般和培训机会丰富的属性水平的选择上均不具有异质性；在工作量少和公众认可与尊重较好的选择上，总体、中国疾病预防控制中心和区（县）级疾病预防控制中心的工作人员的选择具有异质性，省级和地（市）级疾病预防控制中心的工作人员的选择不具有异质性；在个人职业发展机会很多的选择上，中国疾病预防控制中心和省级疾病预防控制中心的工作人员的选择具有异质性，总体、地（市）级疾病预防控制中心和区（县）级疾病预防控制中心的工作人员的选择不具有异质性；在培训机会一般的选择上，总体、省级疾病预防控制中心、地（市）级疾病预防控制中心和区（县）级疾病预防控制中心的工作人员的选择具有异质性，中国疾病预防控制中心的工作人员的选择不具有异质性（表 5-3、表 5-10、表 5-17、表 5-24 和表 5-31）。

5.8.2 重要性排序差异分析

总样本结果显示，属性重要性排序为收入、编制、福利水平、公众认可与尊重、个人职业发展机会、培训机会与工作量。中国疾病预防控制中心与地市级疾病预防控制中心属性重要性排序与总体情况完全一致。省级疾病预防控制中心属性重要性排序分别为收入、编制、福利水平、公众认可与尊重、个人职业发展机会、工作量与培训机会。县级疾病预防控制中心属性重要性排序为收入、福利水平、编制、个人职业发展机会、培训机会、工作量、公众认可与尊重。

总体来看，收入、编制与福利水平，是影响疾病预防控制中心工作人员最主要的 3 个属性（表 5-5、表 5-12、表 5-19、表 5-26 和表 5-33）。

第 —6— 章
结论与建议

6.1 主要结论

结论一：**基于被调查者自诉排序，收入水平、福利水平、是否具有编制、单位管理制度和个人职业发展的机会是影响疾病预防控制中心人员工作积极性的前 5 位影响因素。**

本研究基于专家咨询法筛选了 15 项可能影响各级疾病预防控制中心人员工作积极性的因素，由被调查者对其重要性进行评分。根据被调查者排序，15 项指标按照重要性由高向低排序分别为收入水平、福利水平、编制内外、单位管理制度、个人职业发展机会、生活环境、单位内部人机关系、工作条件、疾控机构改革动向、新冠疫情防控对个人的压力、单位定位、工作量、公众认可与尊重、岗位类型、培训机会。

结论二：**不同分类人群对各影响因素的重要性感受度不同，针对不同类别工作人员的工作积极性的调动策略应有所不同。**

收入因素：有事业编制的人员更看重收入水平；中级职称人员比高级职称人员更看重收入水平；区（县）级单位工作人员比中国疾病预防控制中心工作人员更看重收入水平。

福利水平因素：女性工作人员更看重福利水平；中级职称人员比高级职称人员更看重福利水平；地（市）级和区（县）级单位工作人员比中国疾病预防控制中心工作人员更看重福利水平。

编制因素：女性工作人员更看重编制内外；中级职称人员比高级职称人员更看重编制内外，省级、地（市）级和区（县）级单位工作人员均比中国疾病预防控制中心工作人员更看重编制内外；东部地区单位工作人员比中西部地区单位工作人员更看重编制内外。

工作量因素：女性工作人员更看重工作量；事业编制工作人员比非事业编制人员更看重工作量；地（市）级和区（县）级单位工作人员比中国疾病预防控制中心工作人员更看重工作量。

公众认可与尊重因素：女性工作人员更看重公众认可与尊重；大专学历工作人员比研究生及以上学历工作人员更看重公众认可与尊重；省级、地（市）级和区（县）级单位工作人员比中国疾病预防控制中心工作人员更看重公众认可与尊重。

　　个人职业发展机会因素：女性工作人员更看重个人职业发展机会；高级职称人员比初级职称人员和无职称人员更看重个人职业发展机会；研究生及以上学历工作人员比本科、大专和高中/中专及以下学历工作人员均更看重个人职业发展机会；地（市）级和区（县）级单位工作人员比中国疾病预防控制中心工作人员更看重个人职业发展机会。

　　培训机会因素：女性工作人员更看重培训机会；初级职称人员比高级职称人员更看重培训机会；省级、地（市）级和区（县）级单位工作人员比中国疾病预防控制中心工作人员更看重培训机会；东部地区单位工作人员比中部地区单位工作人员更看重培训机会。

　　改革动向因素：事业编制工作人员更看重疾病预防控制中心改革动向；中级职称和初级职称人员比高级职称人员更看重疾病预防控制中心改革动向；研究生及以上学历人员更看重疾病预防控制中心改革动向；工龄越长的人员，越重视疾病预防控制中心改革动向；地（市）级和区（县）级单位工作人员比中国疾病预防控制中心工作人员更看重疾控中心改革动向。

　　单位定位因素：女性工作人员更看重单位定位；事业编制工作人群更看重单位定位；中级、初级和无职称人员比高级职称人员更看重单位定位；工龄越长的人员越重视单位定位；省级、地（市）级和区（县）级单位工作人员比中国疾病预防控制中心工作人员更看重单位定位；西部地区单位工作人员比东部地区单位工作人员更看重单位定位。

　　岗位类别因素：女性工作人员更看重岗位类型；工龄越长的人员越重视岗位类型；省级、地（市）级和区（县）级单位工作人员比中国疾病预防控制中心工作人员更看重岗位类型；西部地区单位工作人员比东部地区单位工作人员更看重岗位类型。

　　疫情防控工作压力因素：女性工作人员更看重疫情防控工作压力；省级、地（市）级和区（县）级单位工作人员比中国疾病预防控制中心工作人员更看重疫情防控工作压力。

　　工作条件因素：女性工作人员更看重工作条件；中级职称和初级职称人员比高级职称人员更看重工作条件；地（市）级和区（县）级单位工作人员比中国疾病预防控制中心工作人员更看重工作条件。

　　单位内部人际关系因素：女性工作人员更看重单位内部人际关系；中级、

初级和无职称人员比高级职称人员更看重单位内部人际关系；工龄越长的人员越重视单位内部人际关系；地（市）级和区（县）级单位工作人员比中国疾病预防控制中心工作人员更看重单位内部人际关系。

生活环境因素：女性工作人员更看重生活环境；中级、初级和无职称人员比高级职称人员更看重生活环境；本科、大专和高中/中专及以下学历人员比研究生及以上学历人员更看重生活环境；地（市）级和区（县）级单位工作人员比中国疾病预防控制中心工作人员更看重生活环境。

单位管理制度因素：女性工作人员更看重单位管理制度；初级职称人员比高级职称人员更看重单位管理制度；工龄越长的人员越重视单位管理制度；地（市）级和区（县）级单位工作人员比中国疾病预防控制中心工作人员更看重单位管理制度。

结论三：疾病预防控制中心工作人员收入水平相对较低，较大比例的工作人员感觉工作任务重，对管理制度、硬件设施、培训机会、自身发展机会的认可度较低，较大比例的各级疾病预防控制中心工作人员自我效能感不高，对机构的满意度有较大的提升空间。

各地区疾病预防控制中心工作人员收入分别比所在地区非私营单位工资低49.38%、13.74%、10.29%、27.86%、29.79%、23.24%和22.09%（基于2021年卫生统计年报资料推算）。数据表明，各级疾病预防控制中心工作人员收入水平低下。有接近85.00%的被调查者认为福利水平有待提高，有接近50.00%的被调查者认为工作与生活的方便程度有待提高，有超过40.00%的被调查者认为单位硬件设施有待提高，仍有超过80%的被调查者认为培训机会不够多，接近90.00%的疾病预防控制中心工作人员认为职业发展机会不够多或较少，超过50.00%的被调查者认为单位管理制度至少没有达到"比较好"的程度，76.95%的被调查者认为新冠疫情防控占用工作时间比例选择"比较高"与"非常高"，78.26%的被调查者认为其自身工作量"比较多"或"非常多"。反映了仍存在较大比例的疾病预防控制中心工作人员感觉工作任务重，对管理制度、硬件设施、培训机会、自身发展机会的认可度低。超过50.00%的被调查者认为工作受尊重程度不是很高。56.10%的被调查者对总体工作满意度为"比较满意"与"非常满意"，45.00%左右的被调查者对工作总体的满意度达不到"比较满意"水平。数据反映出较大比例的疾病预防控制中心工作人员自我效能感不强，对机构的满意度有较大的提升空间。

结论四：离散选择实验的结果显示，收入是影响疾病预防控制中心工作人员工作积极性最重要的因素，其次是编制，再次是福利水平。

本研究最终将确定收入、福利水平、编制、公众认可与尊重、个人职业发展机会与培训机会等作为 7 个关键属性，纳入离散选择实验，开展调查分析。结果显示，总体来看，属性重要性排序为收入、编制、福利水平、公众认可与尊重、个人职业发展机会、培训机会与工作量。中国疾病预防控制中心与地（市）级疾病预防控制中心属性重要性排序与总体情况完全一致。省级疾病预防控制中心属性重要性排序分别为收入、编制、福利水平、公众认可与尊重、个人职业发展机会、工作量与培训机会。区（县）级疾病预防控制中心属性重要性排序为收入、福利水平、编制、个人职业发展机会、培训机会、工作量、公众认可与尊重。总体来看，收入、编制与福利水平，是影响疾病预防控制中心工作人员最主要的 3 个属性。

上述的重要性排序是根据条件 Logit 模型计算出来的结果，而本书中第 4 章得出的重要性排序是根据被调查者的自述评分计算出来的，值得注意的是，二者的重要性排序不完全一致，原因在于被调查者在自述评分时，对每个影响因素都是单独考虑，主观性地给出评分，而在离散选择实验中，被调查者是对所有纳入研究的影响因素权衡利弊，有所取舍，在识别疾病预防控制中心工作人员偏好上具有独特优势，能够很好地通过疾病预防控制中心工作人员的决策行为来量化偏好和各影响因素的权重，相较于单独评分得到的结论更加科学，更能真实地反映被调查者的意愿。例如，在对公众认可与尊重的重要性排序中，不同机构级别的疾病预防控制中心工作人员在自述评分中均将其排在了 7 个影响因素中第 6 的位置，但在离散选择实验的相对重要性排序中，除区（县）级疾病预防控制中心工作人员，均将公众认可与尊重排在了第 4，说明公众认可与尊重对疾病预防控制中心工作人员工作积极性的影响超出了疾病预防控制中心工作人员自己的预期。因此，本研究对纳入分析的 7 个影响因素的重要性排序以离散选择实验部分的相对重要性计算结果为准，但总体来说，自述评分和离散选择实验部分相对重要性的计算结果对于收入、编制和福利水平 3 个最重要的影响因素的重要性排序基本是一致的。

结论五：混合 Logit 模型的研究结果显示，提高收入、提高福利水平、进入编制内、减少工作量、提高公众认可与尊重、拓展职业发展空间、增加培训机

会，可以更好地提高各级疾病预防控制中心工作人员工作积极性。

基于混合 Logit 模型的研究结果显示，研究纳入的 7 个属性对疾病预防控制中心工作人员的工作均具有显著的激励作用（$P<0.05$）。从收入来看，增加收入可以增加疾病预防控制中心工作人员选择工作的意愿（$\beta=0.078$）。从福利水平来看，以福利水平很低为基准，福利水平很高（$\beta=1.489$）和福利水平一般（$\beta=0.686$）均可以增加疾病预防控制中心工作人员选择工作的意愿。从编制来看，以没有编制为基准，有编制（$\beta=2.152$）可以增加疾病预防控制中心工作人员选择工作的意愿。从工作量来看，以工作量多为基准，工作量少（$\beta=0.370$）和工作量一般（$\beta=0.202$）均可以提高疾病预防控制中心工作人员选择工作的意愿。从公众认可与尊重来看，以公众认可与尊重较差为基准，公众认可与尊重较好（$\beta=0.668$）和公众认可与尊重一般（$\beta=0.412$）均能增加疾病预防控制中心工作人员选择工作的意愿。从个人职业发展机会来看，以个人职业发展机会很少为基准，机会很多（$\beta=0.526$）和机会一般（$\beta=0.164$）均可以增加疾病预防控制中心工作人员选择工作的意愿。从培训机会来看，以培训机会局限为基准，培训机会丰富（$\beta=0.421$）可以增加疾病预防控制中心工作人员选择工作的意愿。根据标准差（SD）显示，疾病预防控制中心工作人员在退出选项（ASC）、收入提高、福利水平很高、有编制、工作量少、公众认可与尊重较好、培训机会一般等水平的选择上具有异质性。

结论六：支付意愿分析结果显示，基于相同效用的不同属性、不同水平之间存在可替代的政策激励可能；基于编制因素的政策模拟结果显示，改善其他经济因素或非经济因素，均可以较好地提升因为没有编制而引起的工作积极性低。

支付意愿分析结果发现，被调查各级疾病预防控制中心工作人员月平均工资约为 6 217.03 元，根据平均工资及条件 Logit 模型回归结果计算支付意愿。以没有编制为基准，疾病预防控制中心工作人员每月愿意牺牲 1 565.75 元的收入来换取有编制的工作条件。以工作量多为基准，疾病预防控制中心工作人员每月愿意牺牲 283.22 元的收入来换取工作量少的工作条件，每月愿意牺牲 262.71 元的收入来换取工作量一般的工作条件。以公众认可与尊重较差为基准，疾病预防控制中心工作人员每月愿意牺牲 643.18 元的收入来换取公众认可与尊重较好的工作条件，每月愿意牺牲 227.54 元的收入来换取公众认可与尊重一般的工作条件。

研究结果显示，编制为激励疾病预防控制中心工作人员工作积极性的一个重要属性，它在相对重要性中排名第 2。基于编制的政策模拟结果显示，针对编制的政策在有/无编制均在基线水平时（工资水平无变化，福利水平、工作量、公众认可与尊重、个人职业发展机会、培训机会均处于中等水平），疾病预防控制中心工作人员选择有编制工作的概率为 75.00%，而选择无编制工作的概率为 25.00%。从改善经济因素（月收入）的角度来看，当无编制工作的月收入提高 15.00% 时，疾病预防控制中心工作人员选择无编制工作的概率提升到了 39.00%，当无编制工作的月收入提高 30.00% 时，疾病预防控制中心工作人员选择无编制工作的概率达到了 55.00%，超过了选择有编制工作的概率。从同时改善经济因素和非经济因素的角度来看，无编制工作同时具备福利水平很高、工作量少、公众认可与尊重较好、个人职业发展机会很多和培训机会丰富的各项条件，当月收入提高 15.0% 时，疾病预防控制中心工作人员选择无编制工作的概率为 66.00%，而选择有编制工作的概率为 34.00%，当月收入提高 30.00% 时，疾病预防控制中心工作人员选择无编制工作的概率为 79.00%，而选择有编制工作的概率仅为 21.00%。

6.2 政策建议

建议一：提高各级疾病预防控制中心收入水平，最大限度地提升各级疾病预防控制中心工作人员的队伍稳定性与工作积极性，以保障疾病预防控制队伍工作效能的充分释放。

无论是调查者自述排序结果还是离散选择分析结果，均显示收入都是各级疾病预防控制中心工作人员工作积极性最重要的影响因素。仅从调查数据来看，中国疾病预防控制中心、省级、地（市）级和区（县）级疾病预防控制中心工作人员的月收入中值分别为 7 995 元、8 000 元、6 500 元和 5 000 元，与 2021 年各地区城镇非私营单位职工工资相比，国家疾病预防控制中心要比北京地区平均工资水平低 49.38%，江苏、山东、江西、湖北、四川与贵州分别比当地平均工资水平低 13.74%、10.29%、27.86%、29.79%、23.34% 与 22.09%。目前，各级疾病预防控制中心收入水平普遍偏低，严重影响了疾病预防控制中心工作人员的工作积极性与队伍稳定性。

因此，建议各级政府充分考虑疾病预防控制中心收入水平低下的现状，尽可能地提高疾病预防控制中心的工资水平。离散选择实验条件 Logit 模型结果显示，增加收入可以增加疾病预防控制中心工作人员选择工作的意愿（β=0.044），每增加 1%的收入，疾病预防控制中心工作人员选择工作的意愿变为之前的 1.045 倍。按照调查中被调查者收入低报 1/3 估算，假设工资水平与当地的平均工资水平持平，中国疾病预防控制中心工资水平建议增长 33%，疾病预防控制中心工作人员工作积极性可增加 34.49 倍；江苏、山东、江西、湖北、四川、贵州等地疾病预防控制中心工作水平建议分别增长 9.16%、6.86%、18.57%、19.86%、15.56%与 14.73%，其工作积极性可分别增加 9.57 倍、7.17 倍、19.41 倍、20.75 倍、16.26 倍与 15.39 倍（特别说明：这是基于 2021 年卫生统计年报资料推算的，个人实际工资和被调查者实际收入水平可能会存在一定出入）。

建议二：积极创造条件满足疾病预防控制中心工作人员编制需求；在编制需求不能满足的情况下，合理充分地落实经济激励或非经济激励措施，以保证整体工作效能的有效促进。

编制是影响其工作积极性第 2 位的影响因素。在有/无编制均在基线水平时（工资水平无变化，福利水平、工作量、公众认可与尊重、个人职业发展机会、培训机会均处于中等水平），疾病预防控制中心工作人员选择有编制工作的概率为 75%，而选择无编制工作的概率为 25%。从改善经济因素（月收入）的角度来看，当无编制工作的月收入提高 15%时，疾病预防控制中心工作人员选择无编制工作的概率提升到了 39%，当无编制工作的月收入提高 30%时，疾病预防控制中心工作人员选择无编制工作的概率达到了 55%，超过了选择有编制工作的概率。从改善非经济因素（除月收入外的其他影响因素）的角度来看，当无编制工作同时具备福利水平很高、工作量少、公众认可与尊重较好、个人职业发展机会很多和培训机会丰富的各项条件时，疾病预防控制中心工作人员选择无编制工作的概率为 51%，比选择有编制工作的概率高出了 2 个百分点，而单独改善其中一个非经济因素，均无法使疾病预防控制中心工作人员选择无编制工作的概率超过选择有编制工作的概率，改善效果也比较不明显。从同时改善经济因素和非经济因素的角度来看，无编制工作同时具备福利水平很高、工作量少、公众认可与尊重较好、个人职业发展机会很多和培训机会丰富的各项条件，当月收入提高 15%时，疾病预防控制中心工作人员选择无编制工作的概率为 66%，而选择有编制工作的概率为 34%，当月收入提高 30%时，疾病预防控制中心工作人员选择无编制工作的概率为 79%，而选择有编制工作的概率仅为 21%。因此，建议在有条件的情况下，尽可能满足各级疾病预防控制中心的编制需求；在不能满足编制需求的情况下，可以通过提高收入、增加福利、降低工作量、增加个人职业发展机会、增加培训机会、提高公众认可度等策略，提高各级疾病预防控制中心工作人员的工作积极性，促进工作效能的整体提升。

建议三：不同属性或水平对不同级别疾病预防控制中心工作人员的影响程度存在差异，可采用差异化的政策手段对不同级别疾病预防控制中心工作人员进行激励。特别是对于县级疾病预防控制中心工作人员，要着重解决他们"生存的需要"。

为整体提升工作质量和效率，需要关注各级疾控中心工作人员的差异化需求，充分考虑不同属性及水平的差异影响，有针对性地给予激励。从排序差异来看，区（县）级疾病预防控制中心工作人员对收入、福利等经济因素的重视程度远高于工作量、公众认可与尊重等非经济因素，因此，对区（县）级疾病预防控制中心，经济激励是最主要的激励措施；省级疾病预防控制中心对工作量的重视程度高于培训机会，因此，对省级疾病预防控制中心而言，降低工作负担要比增加培训机会更为重要；中国疾病预防控制中心与地市级疾病预防控制中心的属性重要性完全一致，可以采取基本相同的激励手段。

相对于其他级别疾病预防控制中心工作人员，区（县）级疾病预防控制中心工作人员对更高的收入、更高的福利水平和较低的工作量的偏好程度更高，应该着重解决他们"生存的需要"。除需要多手段提高他们的收入水平之外，还需要修改完善相关管理制度，明确各级疾病预防控制中心的职能职责和功能定位，给各级疾病预防控制中心工作人员匹配合理的工作量和工作内容，尤其是需要杜绝形式主义的工作内容，降低区（县）级疾病预防控制中心工作人员的工作负担。首先，政府需要简政放权、放管结合，完善卫生领域的法律法规，减少对其专业领域的干预，明确各级疾病预防控制中心的职能定位，赋予疾病预防控制中心相应的行政权力，使疾病预防控制中心履行公共卫生服务职能更加顺畅，减少不必要的工作量。其次，明确各级疾病预防控制中心的功能职责，省级疾病预防控制中心需要充分发挥全省的领航作用，确保"火车头"的正确行驶方向，地（市）级疾病预防控制中心需要扮演好"工作枢纽"的角色，准确上传下达有关信息，区（县）级疾病预防控制中心需要确保疾病预防控制工作落实到位，各级疾病预防控制中心各司其职，相互协调配合，着力解决基层疾病预防控制中心"数套班子、一套人马"的现状及疾控防治不紧密、配合力度不足的问题，减轻基层疾病预防控制中心工作人员的工作负担。最后，需要纠正岗位设置的不合理现象，各级疾病预防控制中心应该结合单位的职能、目标和任务，科学设岗、按需设岗，充分发挥岗位存在的价值，提升疾病预防控制中心工作人员的职业认同感。

建议四：不同人群对不同影响因素的敏感度不同，可采取差异化的政策手段对不同人群进行激励。同时，要注重其培养和继续教育，并畅通晋升渠道，满足疾病预防控制人才的"成长发展的需要"，为其能力的充分发挥提供机会和平台，以持续保障疾控队伍整体工作效能的长久稳定。

总体来看，不同人群对不同影响因素的敏感度不同，如女性对福利水平、编制、单位管理制度、职业发展机会等因素的重视程度高于男性，高职称、高文化水平工作人员更重视个人发展机会；有编制工作人员比无编制工作人员更重视收入水平；低级别疾病预防控制中心工作人员更重视收入，经济发达地区比欠发达地区更重视编制。因此，建议给高职称、高文化水平工作人员提供更多的职业发展机会，给予低职称、低级别疾病预防控制中心工作人员以更多的收入政策倾斜。

同时，应该尤其关注疾病预防控制中心高素质人才的"成长发展的需要"，特别是对较好个人职业发展机会的偏好程度更高的地（市）级疾病预防控制中心工作人员，应当重视能力培养，考核方式、晋升渠道全方位保障疾病预防控制中心工作人员向上发展的可能性。一是重视疾病预防控制中心工作人员的能力培养，增加疾病预防控制中心工作人员的培训机会，丰富培训内容和方式，赋予疾病预防控制中心工作人员向上晋升的基础和能力；二是建立合理的考核机制和评估标准，可以制定科学的职称评价标准，探索以专利成果、项目报告、工作总结等多种形式的评价指标代替当前"唯学历、唯资历、唯论文、唯奖项"的职称评审倾向，坚持贡献和质量为导向，把疾病预防控制中心工作人员从重形式而轻内涵、偏离实际的不合理的人才评价体系中解放出来，从而提拔更能胜任实际工作的人才；三是畅通向上晋升的渠道，同时开拓晋升新渠道，在疾病预防控制系统专技人员现有卫生、工程、自然科学研究等的职称序列基础上，拓宽新的职称评审序列，如大数据分析系列、科研实验系列、管理系列等，探索多元化的职称晋升道路，同时，给基层人员的晋升提供一定的政策倾斜，认可基层从业人员的工作贡献，在申请晋升时给予一定照顾，这样不仅可以提高基层疾病预防控制中心工作人员的工作积极性，还可以吸引人才投身基层，提升基层疾病预防控制中心工作人员队伍的综合素质。

参考文献

[1] 吴琼文倩，黄烈雨，刘杨，等. 中国疾病预防控制机构人才队伍建设现状及建议[J]. 中国公共卫生管理，2021，37（2）：165-168.

[2] 蔡源益，孟朝琳，马子华，等. 取消"三项收费"后疾控人员薪酬满意度现状和影响因素研究[J]. 现代预防医学，2019，46（21）：3864-3869.

[3] 史盈，郭春，卞敏. 三级疾控人员工作积极性影响因素调查分析[J]. 中国产经，2021（15）：140-141.

[4] 李慧，孔鹏，于海宁，等. 基层和公共卫生人员工作行为影响因素分析[J]. 中国卫生政策研究，2012，5（3）：6-11.

[5] 邱倩文，黄冰，张弘玥，等. 新冠肺炎疫情期间疾控人员工作状况及情绪耗竭的影响因素分析[J]. 暨南大学学报（自然科学与医学版），2020，41（6）：534-542.

[6] 黄明月，陈秀芝，朱梦，等. 新冠肺炎流行期间安徽省疾控人员心理状况调查研究[J]. 实用预防医学，2021，28（6）：675-678.

[7] 刘晓云，窦丽霞. 离散选择模型在卫生人力政策研究中的应用[J]. 中国卫生政策研究，2011，4（8）：24-28.

[8] 钱磊，杨丹琳，李林贵. 离散选择实验模型在卫生人力资源研究中的运用[J]. 中国初级卫生保健，2014，28（1）：15-16，22.

[9] 闫镝，张欢，常捷，等. 乡镇卫生院医生工作偏好——基于三省离散选择实验的分析[J]. 中国卫生政策研究，2014，7（4）：44-48.

[10] 张欢，潘文，闫镝，等. 乡镇卫生院护理人员工作偏好研究：基于离散选择实验[J]. 中国卫生资源，2015，18（5）：338-341.

[11] 秦敬柱，宋奎勐. 吸引和稳定农村基层卫生人员的影响因素及其干预策略研究进展[J]. 中国初级卫生保健，2018，32（10）：17-19.

[12] 胡婉侠，徐文华，徐建光，等. 我国卫生领域离散选择实验应用研究的文献计量分析[J]. 南京医科大学学报（社会科学版），2020，20（2）：157-161.

[13] 宋奎勐，Anthony Scott，Peter Sivey，等. 县级疾控人员工作偏好研究——基于离散选择实验的分析[J]. 中国卫生事业管理，2013，30（7）：544-546.

[14] 宋奎勐，姜小峰，刘延伟，等. 基层和公共卫生人员工作偏好研究[J]. 中国卫生政策研究，2012，5（3）：12-16.

[15] 中华人民共和国中央人民政府. 中共中央　国务院关于印发《"健康中国 2030"规划纲要》的通知[EB/OL].（2016-10-25）　[2024-11-6]. https：//www. gov.cn/zhengce/2016-10/25/content_5124174.htm.

[16] 中华人民共和国中央人民政府. 国务院办公厅关于印发"十四五"国民健康规划的通知[EB/OL].（2022-5-20）　[2024-11-6]. https：//www.gov.cn/ zhengce/content/2022-05/20/conte-nt_5691424.htm.

[17] 中华人民共和国中央人民政府. 国务院办公厅关于推动疾病预防控制事业高质量发展的指导意见[EB/OL].（2023-12-26）[2024-11-6]. https：//www. gov.cn/zhengce/content/202312/content_6922483.htm.

[18] Blaauw D，Erasmus E，Pagaiya N，et al. Policy interventions that attract nurses to rural areas：a multicountry discrete choice experiment[J]. Bulletin of the World Health Organization，2010，88（5）：350-356.

[19] Anthony Scott. Eliciting GPs' preferences for pecuniary and non-pecuniary job characteristics[J]. Journal of Health Economics，2001，20（3）：329-347.

[20] Mangham L J，Hanson K. Employment preferences of public sector nurses in Malawi：results from a discrete choice experiment[J]. Tropical medicine & international health，2010，13（12）：1433-1441.

[21] Penn-Kekana L，Blaauw D，San Tint K，et al. Nursing staff dynamics and implications for maternal health provision in public health facilities in the context of HIV/AIDS [R].University of the Witwatersrand，2005.

[22] Bronwyn E Fields，Janice F Bell，Jeri L Bigbee，et al. Registered nurses' preferences for rural and urban jobs：a discrete choice experiment[J]. International Journal of Nursing Studies，2018，86：11-19.

[23] Mandeville K L，Ulaya G，Lagarde M，et al. The use of specialty training to retain doctors in

Malawi：A discrete choice experiment[J]. Social Science & Medicine，2016，169：109-118.

[24] McAuliffe Eilish，Galligan Marie，Revill Paul，et al. Factors influencing job preferences of health workers providing obstetric care：Results from discrete choice experiments in Malawi，Mozambique and Tanzania[J]. Globalization and Health，2016，12（1）：86.

[25] Breidert C，Hahsler M，Reutterer T. A review of methods for measuring willingness-to-pay[J]. Innovative Marketing，2006，2（4）.

[26] 张雁群. 基于离散选择实验的口腔正畸服务患者选择偏好研究[D]. 合肥：安徽医科大学，2022.

[27] 黎相麟. 分级诊疗视角下武汉市居民医疗服务选择偏好及支付意愿研究[D]. 武汉：华中科技大学，2021.

[28] 陈思思. 江西省"省—市—县"三级疾控机构人员的工作偏好研究——基于离散选择实验[D]. 北京：北京中医药大学，2024.

[29] 韩曌然. 县（区）级疾病预防控制机构人员工作偏好研究[D]. 北京：北京中医药大学，2024.

[30] 妥泽贵. 不同人口学特征下的地市级疾病预防控制机构队伍工作偏好研究[D]. 北京：北京中医药大学，2024.

[31] 聂瀚林. 疾病预防控制队伍工作满意度及其影响因素研究[D]. 北京：北京中医药大学，2024.

[32] 妥泽贵,陈思思,陈亦萱,等. 山东省地市级疾控人员工作偏好研究:基于离散选择实验[J]. 中国卫生政策研究，2024，17（1）：60-67.